제2의 뇌! 장 혁명

제2의 뇌

장혁명

깨끗한 장이 병을 치유한다

김나영 지음

국일미디어

프롤로그

사람의 위와 장을 들여다 볼 수 있는 내시경을 배울 수 있고 우리나라에 위장병 환자가 많다는 끌림으로 소화기내과를 선택한 나는 석사 논문 주제로 소장의 융모(brush border membrane)에 있는 효소에 대한 연구를 시행하고, 박사논문 주제 역시 콩 종류의 소장 흡수와 관련된 lectin으로 하다 보니 위장관 질환이 전공이 되었다.

2005년 노벨 생리의학상을 받은 마샬과 와렌 교수가 1982년도에 헬리코박터 파일로리 배양에 성공하면서 위염과 소화성궤양의 원인으로 밝혀져 가는 와중에 나 또한 헬리코박터 파일로리 연구를 하게 되었다. 소화성궤양 재발로 고생을 많이 하던 환자가 헬리코박터 파일로리가 제균된 후 완치되어 식사도 잘하고 체중이 증가하는 것을 보면서 매우 신기함을 느꼈다. 이후 1999~2002년까지 UCLA Membrane Biology Laboratory에서 3년 6개월간 헬리코박터 파일로리가 분비하는 독성단백질을 찾는 연구를 한 후 2002년 겨울 분당서울대학교병원 개원준비단에 합류하면서 소화기내과 의사로 근무한지 어언 20년이 흘렀다.

그동안 진료 뿐 아니라 논문과 연구에도 소홀히 하지 않은 세월이었다. 헬리코박터와 같이 위에 사는 다른 세균을 찾고자 했지만 배양으로는 어렵다는 것을 알게 된 후 포기한 시기도 있었으나 자연대 미생물학 교수님이 알려준 차세대분석법(next generation sequencing)을 이용한 연구를 하면서 장내세균에 큰 관심을 가지게 되었다.

우리 온 몸의 세균에 대한 다각적 연구 결과가 쌓이면서 장내세균은 제6의 장기라고 불릴 정도로 중요해졌다. 장내세균은 우리 인간의 친구이자 적으로 간주되고 있으며 우리 인체가 이들을 어떻게 조절하느냐에 따라 장내세균은 우리의 건강에 도움을 주기도 하고 우리를 코너에 몰 수도 있음이 분명해졌다. 결국 우리에게는 장내세균에 대한 지식이 매우 필수적이며 본인의 장내 상황을 잘 파악하여 내 몸에 맞는 식생활을 해야 한다.

2020년 일본 소화기내과 의사 에다 아카시의 《장내세균의 역습》이라는 책의 감수 의뢰를 받아 그 저자의 날카로운 관찰과 해박한 지식을 알게 되면서 언젠가는 나 또한 이런 책을 써보면 좋겠다는 생각을 하게 되었다. 실제 과민성장증후군과 건강대조군 대변에서 차세대분석법을 사용하여 연구한 결과 많고 많은 세균중에 과민성장증후군 발생에 중요한 역할을 하는 담즙 처리에 관여하는 세균이 부족해지면 과민성장증후군의 고질적인 설사 증상이 발생한다는 논문을 쓰면서 너무도 신기한 느낌이 들었다.

이러한 임상 경험을 책으로 쓰면 좋겠다는 막연한 생각을 하고 있던 2022년 7월 화요일 오전 외래가 끝나갈 때 '꿈을 파는 국일출판사' 이민수 편집장이 나를 만나러 왔다. 《제2의 뇌! 장 혁명》 책 발간 제안을 해주었는데 많이 바쁘기는 했지만 그동안의 진료 경험도 있으니 해보면 좋겠다는 생각을 하게 되어 흔쾌히 수락했다. 지난 11개월 동안 수차례에 걸쳐 목차와 본문을 수정하고 이제 드디어 프롤로그를 쓰고 있는 것이다. 너무 감사하다.

'환자는 배움의 산실이기에 의사는 감사해야 한다'는 문구가 있다. 꿈의 해석으로 유명한 프로이트도 환자에게서 주스를 보면 마비가 되는 현상을 보고 특이한 경험이 증상을 유발한다는 가설을 가지게 된 것은 유명한 사실이다. 외래나 병실에서 만나는 환자는 너무도 다양한 증상을 말하고 이를 해결하려는 의사는 여러가지 지식을 총동원할 수 밖에 없다. 그 흩어져 있는 증상을 분류하고 원인이 무엇인지, 기전은 어떻게 되며 남녀 차이는 무엇인지 생각하면서 증상을 호전시키기 위해 최선을 다하게 된다.

우리 소화 장기 중 대장에 38조나 되는 세균이 살면서 전신 면역에 깊이 관여하고 지휘자 역할을 하며, 단쇄지방산 등 세균 분비물이 뇌까지 들어가 신경전달물질인 도파민, 세로토닌 등과 '뇌-장 축'을 통해 이러한 증상을 느끼게 하는 기전은 무엇일까 궁금해지는 것이다.

이 책에서는 일반인이 궁금해 하는 여러 이슈를 정한 후 임상에서 경험하고 연구한 여러 지식을 곁들여 설명하는 방법으로 궁금증을 해결하고자 했다. 이 과정에서 나 또한 많은 배움을 가지게 되었고 환자들의 사진을 다시 열어보면서 씨름하는 과정을 거쳤다. 매일 일어나는 소화과정을 설명하고 이 과정에서 나오는 찌거기를 받아 분해하면서 사는 장내세균이 심리통제, 소장세균과식증(Small Intestinal Bacterial Overgrowth, SIBO), 카터 미국 대통령의 악성 흑색종 치료에 사용한 면역관문억제제인 니볼루맙에 미치는 아커만시아 무시니필라(Akkermansia Muciniphila)라는 상내세균의 영향에 이르기까지 다시 정리를 하게 되었다.

특히 불균형에 빠진 장내세균 즉 교란된 디스바이오시스(Dysbiosis) 장내세균은 우리를 질병으로 이끌기에 우리는 식사, 배변, 수면에 깊은 관심을 가져야 한다는 사실을 기본적인 관점에서 설명하고자 했다.

또한 우리 몸이 하나의 소우주인 것처럼 소화관에 사는 세균 또한 생존을 유지하려는 필사적인 존재임을 깨달으면서 우리는 우리 몸과 함께 장내세균이 이뤄나가는 미세환경이 매우 중요함을 인정할 수 밖에 없게 되었다.

지난 33년간 소화기내과 의사로 진료하면서 연구해온 경험들을 정리한 이 책을 많은 독자가 읽음으로써 어떻게 해야 건강한 장을 유지할 수 있는지에 대해 알고 현명하게 실천하여 100세까지 건강한 장으로 살아가시길 빈다.

2023년 기분 좋게 화창한 날
김 나 영

추천사

코로나 19 펜데믹으로 건강에 대한 관심이 증가하였습니다. 코로나 바이러스 등 병원체로부터 우리 몸을 지켜 주는 면역세포의 약 80%는 장에 있습니다. 장 건강을 지켜 면역력을 높이면 감염병 뿐 아니라 많은 질병으로부터 건강을 보호할 수 있습니다. 김나영 교수의 《제2의 뇌! 장 혁명》은 장을 튼튼하게 하는 방법을 쉽고 상세하게 설명해주고 있습니다. 이를 실천하여 건강한 장과 몸을 유지하시기 바랍니다.

전 질병관리청장 정은경

같은 질병이라도 남성과 여성에서 발병률이나 증상이 다른 점이 있다는 것에 주목한 성차의학은 최근 국제적으로 많은 관심을 끌고 있으며 다행히 국내에서도 김나영 교수의 선도적 역할로 이 분야가 발전하고 있음은 매우 고무적인 일입니다. 김나영 교수의 《제2의 뇌! 장 혁명》은 대장암 및 각종 장 질환을 일반인이 알기 쉽게 설명하고 있음과 동시에 남녀 간에 차이가 있는 점을 밝히고 어떻게 대처해야 하는지 구체적으로 제시하고 있습니다. 이러한 귀한 도서가 발간됨을 축하드리며 앞으로 모든 임상 분야에서 남성과 여성 환자의 다른 점을 연구하고 이를 바탕으로 각 개인에게 적합한 치료와 의료서비스를 개발하는 연구가 더욱 활발해지기를 기대합니다.

서울대 명예교수, 전 여성가족부 장관 백희영

언제부터인가 많은 분들이 건강을 위해 프로바이오틱스를 먹고 있습니다. 위장 내과와 성차의학의 대가이신 김나영 교수의《제2의 뇌! 장 혁명》은 임상경험을 바탕으로 우리가 건강하고 긴 수명을 유지하는 데에 필요한 장내세균의 중요성을 쉽고도 통찰력 있게 설명하고 있습니다. 장내세균은 최근 제6의 장기로 불리우며 장 건강뿐 아니라, 우리 몸의 면역시스템과 심지어 감정과 인지 능력 등 뇌의 건강에도 영향을 미친다고 알려져 있으며, 그 중요성이 계속해서 밝혀지고 있는 혁신적인 의료 분야입니다. 이 책은 저자의 전문적인 지식을 쉽고 이해하기 쉬운 언어로 전달하여 독자가 처음부터 끝까지 흥미롭게 읽을 수 있도록 구성되어 있습니다. 저자의 재치 있는 스타일과 설명력은 독사가 이 책을 읽는 동안 장내세균의 중요성에 내해 새로운 지식을 얻게 해 줄 것입니다. 이 책을 장 건강에 문제가 있는 사람뿐만 아니라 건강에 관심이 있는 모든 사람들에게 추천합니다.

전 분당서울대병원 원장 **백남종**

무병장수(無病長壽)는 인간의 오랜 소망입니다. 현대 의학의 발달 덕분에 90세를 넘어 이제는 100세를 사는 것이 꿈만은 아니지만, 오래 사는 것이 축복이기 위해서는 건강해야 합니다. 하지만 건강하지 않은 식생활과 생활습관, 그리고 스트레스를 피하기 어려운 현대인들은 여러 가지 질병, 특히 장 계통의 질병에 시달리고 있습니다. 이 책은 건강백세의 필수 조건인 장 건강을 지키는 법을 누구나 알기 쉽게 설명하고 있어서, 무병장수를 꿈꾸는 분들께 읽어보시길 권합니다.

서울대학교 인문대학장 **강창우**

차례

프롤로그 * 4
추천사 * 8

1부 왜 장이 중요한가?

1   장이 중요한 기본적 이유 세 가지 * 16
    소화와 흡수, 배설, 면역력

2   장이 중요한 진짜 이유 * 20
    뇌와 위장관 사이의 상호작용인 뇌장축

3   장의 길이가 수 미터나 되는 이유 * 27

4   사람의 장 구조에 대한 이해 * 32
    소장과 대장의 관계

5   내 장은 건강할까? * 39
    장 건강 체크리스트

2부 장 질환의 종류

1   변비와 설사, 복통 * 46

2   헛배가 불러요 * 51
    팽만감과 복부팽만

3   장염, 식중독, 게실 등 각종 염증성 장 질환들 * 58

4   위장관 운동과 관련 있는 기능성 위장관 질환 * 71

5   약을 먹어도 낫지 않는 과민성장증후군 * 78

6   대장 용종과 선종,
    그리고 암 사망률 1위 대장암 * 86

3부　남녀의 병이 다르다 (성차의학)

1　남성과 여성의 질환은 다르게 나타난다 * 98

2　성차의학이 등장하게 된 이유 * 103

3　대장암 및 각종 장 질환의 남녀 차이 * 112

4　알코올 분해에도 남녀 차이가 있다 * 120

4부　장 질환이 만병으로 이어지는 이유

1　대부분의 질환이 장 건강과 관련 있다 * 130

2　인체는 독소 공장, 장은 독소 공장 공장장 * 135

3　독소가 온 몸으로 퍼지는 메커니즘 * 142

4　장이 좋아지면 호전되는 병이 많다 * 148

5부　장내세균의 비밀

1　미국 전 대통령을 살린 장내세균의 정체 * 158

2　노인에게 늘어나고 있는 위막성장염 * 162

3　대변으로 치료하는 대변이식술 * 166

4　장내세균이 만들어내는 가스의 정체 * 170

5　장내세균이 면역에도 관계한다고? * 173

6　비만도 장내세균 때문이라고? * 178

7　유익균과 유해균의 적절한 비율이 있다? * 182

8　프로바이오틱스가 풍부한 식품들 * 185

9　마이크로바이옴을 주목하라 * 188
　　세균에 기생하는 바이러스

6부　장 건강 최대의 적

1　비만과 내장지방, 그리고 과식의 문제 * 194

2　설사보다 변비가 더 문제 * 200
　　비우지 못하고 쌓이는 것

3　장 건강에 나쁜 영향을 미치는 습관들 * 211

4　잘못된 장 청소의 위험성 * 217

7부　결국 음식이 문제다

1　가공식품의 문제 * 228

2　서구화된 육식 위주 식습관의 문제 * 231

3　적색육의 문제라면 닭고기는 괜찮은가? * 236

4　탄수화물 중독의 문제 * 239

5　튀긴 음식의 문제 * 243
　　트랜스지방

6　건강한 장을 만드는 올바른 식사법 * 249

7　채식 위주의 식단이 장에 좋은 이유 * 254

8　채소에 대한 오해를 풀자 * 258
　　질산염에 대한 오해

8부 장을 왜 제2의 뇌라고 할까?

1 뇌와 장은 서로 영향을 미치는
'뇌장상관' 관계다 * 264

2 뇌와 장의 연결주체는 세균 또는 세포 * 267

3 세로토닌의 95%는
뇌가 아니라 장에서 생성된다 * 270

4 뇌 없이 장의 지령만으로 반응하는
독립 신경계 * 273

5 장이 건강하면 장의 자율신경도
건강하게 반응한다 * 277

6 자폐와 ADHD, 우울증에도
영향을 끼치는 장내세균들 * 280

9부 장을 건강하게 하는 생활습관 만들기

1 장을 건강하게 만드는 물 마시는 습관 * 286

2 장에 좋은 음식과 장에 나쁜 음식 구분하기 * 290

3 잘못된 장 건강 상식 오해 풀기 * 295

4 바이오리듬에 역행할 때 병난다 * 298

5 장 건강을 지키는 올바른 습관 * 301

6 기능성 장 질환별 좋은 음식과 나쁜 음식 * 304

7 위와 장은 스트레스의 리트머스 시험지다 * 307

8 장에 좋은 운동하기 * 312
운동이 건강에 좋은 이유

9 대국민건강선언문 실천하기 * 318

참고 자료 * 326

01 **장이 중요한 기본적 이유 세 가지**
소화와 흡수, 배설, 면역력

02 **장이 중요한 진짜 이유**
뇌와 위장관 사이의 상호작용인 뇌장축

03 **장의 길이가 수 미터나 되는 이유**

04 **사람의 장 구조에 대한 이해**
소장과 대장의 관계

05 **내 장은 건강할까?**
장 건강 체크리스트

1부

왜 장이
중요한가?

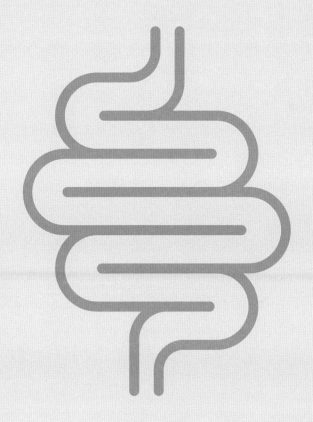

1

장이 중요한 기본적 이유 세 가지
소화와 흡수, 배설, 면역력

...

우리는 매일 밥을 먹고 살고 있기 때문에 장이 중요하다는 사실을 본능적으로 알고 있다. 장이 좋지 않으면 각종 질병이 발생한다. 장 건강은 몸 전체의 건강과 직결된다고 해도 과언이 아니다.

먼저 장 건강이 왜 중요한지에 대해 알아보자.

첫째, 장은 우리가 먹는 음식물의 소화와 흡수를 책임지는 기관이기 때문이다. 모든 동물이 그렇듯 인간도 먹어야 생존을 유지하고 활동할 수 있다.

다만 우리는 훨씬 더 복잡한 과정을 거쳐 결과적인 outcome 즉 몸을 유지하는 근육, 기관의 근간을 구성하는 영양분을 얻고 활력을 유지하게 하는 에너지를 얻는 것이다. 결국 우리가 먹은 음식물은 소화의 과정을 거쳐 흡수되고 나머지는 배설되는 방식으로 인체 대사가 돌아간다.

따라서 우리 몸의 기본인 소화와 흡수의 과정에 문제가 생기면 인체는 삐걱거릴 수밖에 없다. 소화란 섭취한 음식물을 분해하여 흡수하기 쉬운 형태로 변화시키는 과정을 일컫는다. 이러한 소화에 문제가 있다는 것은 일단 위와 장 자체의 기능에 이상이 생겼다는 신호다. 그리고 흡수란 소화에 의해 만들어진 영양소들을 주로 소장의 융모판을 통해 체내로 빨아들이는 과정을 일컫는다(그림 1-1). 인체는 이러한 영양소를 우리 몸의 구조를 유지하고 에너지로 이용하여 활동하게 된다. 그런데 이 흡수에 문제가 생길 경우 인체에 영양소가 제대로 공급되지 않으므로 인체가 약해지는 원인이 될 뿐만 아니라 심해질 경우 각종 질

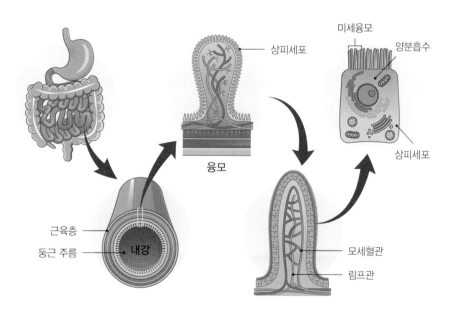

그림 1-1 여러 가지 음식물이 융모판을 통해 흡수되어 간으로 가는 과정

병을 일으키는 원인이 되기도 한다.

　　장이 중요한 두 번째 이유는 장이 우리 몸의 찌꺼기를 배설하는 기관이기 때문이다. 인체는 입과 코로 들어온 것을 100% 흡수하는 구조로 되어 있지 않다. 들이마시는 숨을 통하여 코로 들어온 산소는 인체에 들어와서 에너지 생산에 사용된 후 이산화탄소라는 노폐물로 변화하게 된다. 이 노폐물이 인체 내에 쌓이면 독이 되므로 내쉬는 숨을 통하여 이산화탄소를 밖으로 배출시킨다. 이 과정을 호흡이라고 하는 것이다. 즉 인간은 호흡으로 생명을 이어갈 수 있는데 이 호흡에 흡수와 배출이 모두 포함되어 있어 인체의 생명 현상은 문제없이 돌아갈 수 있게 된다. 이처럼 인체는 흡수와 배출의 원리로 돌아가고 있다.

　　입으로 먹는 음식도 마찬가지다. 음식을 먹으면 필요한 영양소는 흡수되고 나머지 찌꺼기는 배출되어야 한다. 특별히 음식의 영양소를 흡수하고 만들어진 찌꺼기를 배출하는 과정을 배설이라고 한다. 우리가 매일 의무적으로 봐야 하는 소변과 대변이 바로 배설작용에 의하여 일어나는 현상이다. 이 중에 대변은 장에 의해 배설되는데 이때 배설이 잘 이루어지지 않을 경우 인체에 찌꺼기가 쌓이게 되고 이것이 부패하면서 독소로 작용하여 인체에 각종 질병을 일으키는 원인이 된다. 장이 좋지 않을 때 이러한 일이 일어나므로 장은 인체에서 기본적으로 건강해야 하는 중요한 기관이라고 할 수밖에 없다.

　　장이 중요한 세 번째 이유는 장이 인체의 면역력과 깊은 관계가 있기 때문이다. 장이 인체의 면역력과 관계가 있다는 이야기가 어쩌면 생소하게 들릴 지도 모르겠다. 우리의 건강상식으로 미뤄볼 때 면역력 하면 가장 먼저 떠오르는 것이 아마도 자연면역, 획득면역을 담당하여 나쁜 세균이나 암세포와 싸우는 B 또는 T 림프구 등 혈구세포일 것이다. 또한 근육과 탄탄한 몸을 연상할 수도 있다. 그런데 이러한 제반의 구조가 인체의 면역력에 영향을 끼치기는 하지만 근육이 우락부락한 사람이나 혈구가 건강하고 골수도 건강한 사람이 질병에 걸리는 것을 볼 때 이 두 가지 요소만이 면역력에 있어 절대적인 것은 아니란 사실을 알 수 있다.

면역력이란 외부의 세균, 바이러스에 대하여 우리 몸이 방어해 내는 능력을 뜻한다. 이러한 면역력은 우리 몸의 여러 기관과 면역세포 등이 작용하여 만들어지는 면역 시스템에 의해 만들어진다. 면역 시스템이 잘 작동되기 위해서는 단지 근육만이 아니라 영양, 운동, 스트레스 조절, 수면 등도 중요하다.

이러한 면역 시스템에서 가장 중요한 것이 외부의 적을 물리치는 면역세포다. 면역세포들은 인체에 침투한 세균이나 바이러스 등 이물질이 인체에 해를 끼치지 못하도록 무력화시키는 역할을 한다. 그런데 이런 면역세포들이 가장 많이 집중되어 있는 곳이 장이란 사실이 밝혀졌다.

즉 장내 면역세포의 부조화로 인해 만성 염증성 장 질환이 발생할 수 있으나 반대로 여러 가지 이유로 이러한 장의 건강이 무너지게 되면 면역세포 역시 타격을 입게 되므로 인체의 면역력에 부정적 영향을 미치게 된다. 즉 장 건강이 나빠지면서 우리의 면역력에 적신호를 보내기 때문에 장은 몸 전체의 건강을 지키는 아주 중요한 기관인 것이다.

장이 중요한 진짜 이유
뇌와 위장관 사이의 상호작용인 뇌장축

. . .

생각보다 많은 사람이 속이 불편하여 병원으로 가서 내시경 등 여러 검사를 받아보지만 별다른 큰 이상이 없다는 결과를 받고 허탈해 하기도 한다. 이런 결과가 나타나는 이유는 장에 분명 문제가 있긴 하지만 검사에서는 그런 디테일한 부분까지 잡아내지 못하기 때문이다. 이러한 만성적 장 관련 질환 중 대표적인 것이 과민성장증후군이다. 과민성장증후군은 대장내시경이나 엑스선 검사를 해도 문제가 되는 객관적 소견이 발견되지 않는 대표적 질환이다.

과민성장증후군은 복부통증, 복부팽만, 설사와 변비가 반복되거나 교대로 나타나는 특징을 가지고 있다. 우리나라의 경우 전체 인구의 약 7~15% 정도

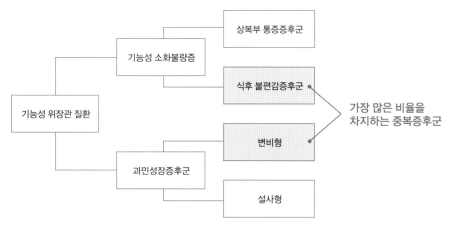

그림 1-2 소화기 질환의 국제 표준 진단인 로마기준 III에 따른 분류

가 겪고 있는 것으로 추정하고 있으며 그중 20대 여성층에서 가장 많이 나타나고 있다. 최근 스트레스가 많은 청소년층과 소아에서도 자주 발생하여 심각한 문제로 떠오르고 있다. – 성균관대학교 의과대학의 조사에 의하면 우리나라 수험생의 20% 정도가 과민성장증후군을 겪고 있다고 한다.

과민성장증후군 환자들은 특별히 음식을 잘못 먹지 않았는데도 스트레스만 받으면 증상을 느낀다. 이것은 대장이 스트레스와 같은 정신적 현상에도 민감하게 반응하기 때문에 나타나는 결과라고 볼 수 있다. 실제 과민성장증후군을 겪는 환자들 중 다수는 만성적인 불안, 우울 등의 심리적 증상을 보이기도 한다. 그리고 이런 정신적 스트레스가 심해질수록 과민성장증후군 증상도 더 악화되는 경우를 쉽게 볼 수 있다.

필자는 기능성 위장관 질환과 정신건강과의 관계를 알아보기 위해 분당서울대학교병원 소화기센터에서 연구팀을 구성하여 2009년부터 2016년까지

위·대장내시경 검사에서 다른 특별한 이상이 없는 기능성 위장관 질환자 354명과 건강한 대조군 278명을 대상으로 연구를 시행했다. 위장관 질환 설문지에 따라 증상을 분석하고 불안과 우울 증상에 대해 확인했다.

증상분석에 따라 기능성 위장관 질환자 354명 중 기능성 소화불량증으로 진단 받은 환자는 308명, 과민성장증후군은 156명, 두 증상을 동시에 보이는 중복증후군 환자는 110명으로 무려 31.1%에 달했다. 특히 '식후 불편감 소화불량증'과 '변비형 과민성장증후군'을 함께 가진 중복증후군이 가장 많았다(그림 1-2).

중복증후군 환자의 평균연령은 47.2세로 소화불량증만 있는 군의 51.9세보다 평균 연령이 적었고, 중복증후군 환자군에서 여성 비율은 66.4%로 과민성장증후군만 있는 군의 45.7%보다 여성 환자비율이 의미 있게 높았다. 또한 중복증후군에서는 미혼, 이혼, 사별의 비율과 음주력이 가장 높았으며, 우울점수 역시 10.1점으로 가장 높았다(표 1-1).

질환의 증상에도 차이가 많았는데 단일 질환을 가지고 있는 환자보다 중복증후군 환자가 느끼는 복부 불편감이나 복통, 조기 포만감, 식후 만복감, 더부룩함 및 오심 등의 증상이 심하게 나타났고 우울감 역시 높게 확인됐다(그림 1-3).

또한 단일 질환을 갖고 있는 환자가 중복증후군으로 발전할 수 있는 요인을 분석한 결과, 소화불량증 환자가 느끼는 우울점수가 높고, 더부룩함의 증상이 있는 경우에 소화불량에 더해 과민성장증후군이 함께 나타나는 중복증후군으로 진행하는 것으로 확인됐다(표 1-2).

반대로 과민성장증후군 환자에서는 미혼, 이혼, 사별한 경우와 오심, 더부

표 1-1 기능성 위장관 장애 질환별 환자 분류에 따른 특성

구분	기능성 소화불량증 (198명)	과민성장증후군 (46명)	중복증후군 (110명)
평균연령	51.9세	46.9세	47.2세
여성비율	136명(68.7%)	21명(45.7%)	73명(66.4%)
미혼, 이혼, 사별비율	26명(13.1%)	6명(13.0%)	34명(30.9%)
음주비율(1주 35g 이상)	14명(7.1%)	7명(15.2%)	21명(19%)
평균 우울점수	7.3점	7.8점	10.1점

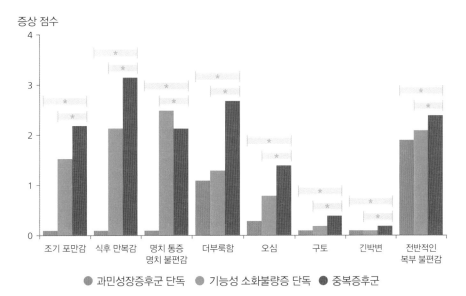

그림 1-3 중복증후군 환자와 단일 질환을 갖고 있는 환자의 위장관 증상 점수 비교
(*는 통계적 차이를 표시)

룩함, 후긍증(배변 후에도 대변이 완전히 배출되지 않은 느낌) 증상이 있는 경우에 중복증후군으로의 발병 위험을 높이는 것으로 나타났다(표 1-3).

표 1-2 기능성 소화불량증 환자에서 중복증후군 발병 위험도

구분	중복증후군 발병 위험도
연령증가	- 0.08배
우울점수	0.27배
더부룩함	2.40배

표 1-3 과민성장증후군 환자에서 중복증후군 발병 위험도

구분	중복증후군 발병 위험도
결혼상태(미혼, 이혼, 사별)	1.24배
오심	1.49배
더부룩함	1.24배
후긍증	1.42배

이 사실과 함께 불규칙한 생활습관과 수면부족, 스트레스 등을 가지고 있으면 소화불량과 과민성장증후군을 함께 호소하는 중복증후군 유병률이 상당히 높아짐을 알 수 있었다. 또한 본 연구 결과는 두 질환이 우연에 의해 중복되는 것이 아니라 내장과민성, 감염, 심리현상, 유전형, 뇌와 위장관 사이의 상호작용인 뇌-장축(Brain-Gut Axis) 반응 등이 관련되었음을 시사한다. 기능성 위장관 장애가 복합적으로 나타날수록 우울점수가 높게 확인된 만큼 소화불량과 과민성장증후군을 단순한 스트레스에 의한 증상으로 간주하지 말고, 위장의 기능 개선과 심리적 안정을 유도하는 등 증상에 맞는 새로운 약제나 치료법에 대해 관심을 가져야 함을 보여 주었다. 또한 여자가 남자보다 중복증후군이 많은 만큼 스트레스에 더 민감함을 알 수 있다.

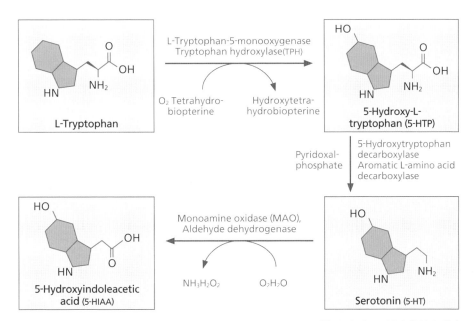

그림 1-4 세로토닌의 합성과 대사

    인체의 기관 중 정신과 영역의 대표적 기관이 신경계인데 의학적 연구에 의해 스트레스가 자율신경계에는 물론 내장신경계에도 영향을 미친다는 사실이 밝혀졌고 미주신경을 비롯한 중추신경계 또한 내장신경계와 연결되어 있다는 사실이 증명된 바 있다. 특히 과민성장증후군 증상을 나타내는 대장은 뇌와 위장관 사이의 상호작용을 일컫는 뇌장축의 핵심 기관이다.

    흥미롭게도 인간의 뇌신경, 자율신경계 및 내장신경계에 큰 영향을 미치는 세로토닌의 생성을 대장이 주도한다는 사실이 밝혀졌다.

    세로토닌은 뇌의 시상하부 중추에서 신경전달물질로 기능하는 화학물질의 하나다. 세로토닌 호르몬이 생성되기 위해서는 음식물 속 트립토판이라는 원료가 필요한데(그림 1-4) 장 건강이 좋지 않으면 이 물질이 잘 흡수되지 못하므로 세로토닌의 생성이 적절하게 이루어지지 않을 수 있다. 또한 장 건강이 좋지 않은 사람들은 이 세로토닌의 부족으로 장뇌축의 적절한 기능이 이루어지지 못하게 되므로 스트레스와 우울과 불안에 민감해질 수 있다. 이로 인해 다시 장 건강이 좋지 않게 되는 악순환에 빠지게 되는 것이다. 이처럼 장 건강은 우리의 정신 건강에도 영향을 미치므로 중요하다 하지 않을 수 없다.

한편 이러한 세로토닌 생성에 장내세균이 중요함이 밝혀지고 있다. 그 예로 장내세균이 없는 무균(Germ Free) 마우스와 장내세균이 분포하는 마우스에서의 세로토닌 생성을 비교해보면 무균 마우스의 말초신경에서의 세로토닌 생성이 아주 낮은 것으로 보아 장내세균이 세로토닌 생성에 기여함을 알 수 있었다.

한편 과민성장증후군의 원인을 장내세균에서 찾는 연구도 활발히 일어나고 있다. 즉 과민성장증후군 환자의 장내세균 구성을 살펴봤더니 정상인에 비해 유해균의 비율이 더 높은 것이 확인된 것이다. 즉 유해균들이 생성한 유독가스가 소장과 대장 벽을 자극해 더부룩함과 복통을 일으킨다는 것이다.

이러한 점을 응용하여 폴란드의 퀴리 병원에서는 40명의 과민성장증후군 환자에게 유산균(프로바이오틱스)을 섭취하게 함으로써 환자의 95%가 복부통증이 감소하고 배변을 규칙적으로 보게 되는 등의 증상호전을 유도하기도 했다.

3

장의 길이가
수 미터나 되는 이유

. . .

　　인간의 장은 그 길이가 수 미터에 달할 정
도로 길다. 소장이 약 6~7미터이고 대장이 약 1.5미터이니 합하면 약 7.5~8.5미
터 정도 된다. 이것은 사람 키의 5~6배에 해당하는 길이로 이 모든 장이 고불고
불 겹쳐진 상태로 그리 크지 않은 뱃속에 다 들어 있다는 게 신기하기 그지없다.
이렇게 차곡차곡 쌓여 있으면서도 그 길을 잃지 않고 나름 질서를 가지고 정해
진 위치에 있는 것은 장간막이라는 지방 치마 같은 끈이 각 부위를 복벽에 적절
히 매달고 있기 때문이다.

　　왜 장은 이처럼 길게 연결되어 있는 걸까? 그것은 한 마디로 입으로 들어
온 거친 음식을 충분히 소화시키고 영양분을 흡수하기 위해서다.

그런데 초식동물과 육식동물의 장 길이가 다르다. 육식동물의 장은 짧고 굵은 데 반해 초식동물의 장은 길고 가늘다.

이러한 차이가 나는 이유에 대해 육식동물의 경우 육식으로 먹은 고기를 소화하는 과정에서 부패하거나 독소가 발생할 가능성이 채식보다 높기 때문에 이를 빨리 내보내기 위해 장의 길이가 짧게 되었고, 반대로 초식동물이 먹은 채식은 단단한 식이섬유 위주로 되어 있어 소화가 어려우므로 장의 길이가 길게 되었다는 속설이 있다. – 이는 채식의 중요성을 강조하는 여러 책에서 주장하여 마치 채식주의자들 사이에서는 상식처럼 퍼져 있는 상태다.

하지만 실제 이유는 다르다는 주장도 있다. 〈축산식품과학과 산업〉의 내용에 의하면 초식동물의 장이 긴 까닭은 채식에 포함된 단백질의 양이 적거나 질이 낮기 때문에 장내미생물을 이용해 아미노산 등 필수 영양소를 보충하기 위해서라고 한다. 모든 동물은 단백질 속의 아미노산을 흡수해야만 살아갈 수 있는 구조로 되어 있다. 왜냐하면 동물의 몸을 구성하는 성분이 단백질이기 때문이다. 그런 점에서 초식동물의 식사는 육식동물에 비해 불리한 구조로 되어 있다. 이를 보완하기 위해 초식동물의 장은 채식에 들어 있는 세균 등 미생물을 이용해 섬유소를 발효시켜 아미노산을 얻는 방식으로 설계되어 있다. 이러한 이유 때문에 초식동물은 위를 비롯한 전체 장의 길이가 길어지게 되었다는 것이다.

반면 육식동물의 식사는 단백질을 직접 섭취하기 때문에 전체 장의 길이가 길 이유가 없으므로 장의 길이가 초식동물에 비해 짧게 되었다는 설명이다.[*]

그렇다면 사람의 장의 길이는 육식동물과 초식동물 중 어느 것에 더 가까

[*]　박태균, 〈축산식품과학과 산업〉. (사)한국축산식품학회 제1권 제2호

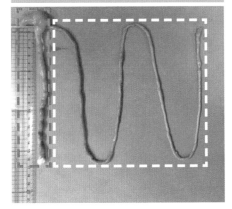

암컷쥐 소장과 대장의 길이(A)

소장 길이: 89cm (하얀 점선)
대장 길이: 16.5cm (빨간 점선)

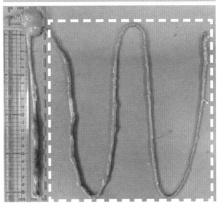

수컷쥐 소장과 대장의 길이(B)

소장 길이: 99cm (하얀 점선)
대장 길이: 20.8cm (빨간 점선)

그림 1-5 쥐의 소장과 대장의 길이. 암컷(A)보다 수컷(B)의 길이가 더 길다

울까? 대개 육식동물의 소화관(위와 장을 포함) 길이는 몸길이의 3~5배 정도다. 반면 초식동물의 소화관 길이는 이보다 훨씬 길어서 어떤 경우 몸길이의 20배(소와 양 등)에 달하는 경우도 있다. 초식동물인 말의 경우 몸길이의 10배 가량으로 알려져 있다. 실험에 많이 사용되는 쥐의 경우도 소장이 아주 긴 편이다(그림 1-5).

이런 기준으로 볼 때 사람의 장의 길이는 육식동물과 초식동물의 중간 정도로 보는 것이 타당해 보인다. 실제 사람이 잡식동물이라는 점을 생각해볼 때 이는 논리적으로도 이해할 수 있다.

사람의 장 길이가 초식동물에 더 가깝기 때문에 채식을 해야 한다는 속설도 많지만 이는 속설일 뿐 이와 관련한 정확한 연구결과는 없는 상태다. 또 서양인의 장 길이가 동양인보다 조금 더 짧다는 속설도 있다. 즉 서양인은 육식 위주의 식사를 하고 동양인은 채식 위주의 식사를 하기에 이런 결과가 나타난다는 것이다. 얼핏 보면 논리적으로 맞아 보이지만 이에 대해서도 의학적으로 연구된 결과가 없기에 100% 믿을 수는 없는 상태다.

2004년 영국 세인트 마크스 병원과 일본 도쿄대학교 의학부 부속병원이 함께 실시한 조사에 의하면 동양인과 서양인의 총 결장 길이가 엇비슷했다는 연구결과가 있다. 결장은 곧 대장을 의미하므로 우리는 이 연구결과를 통하여 서양인이나 동양인의 장 길이가 그리 크게 차이가 나지 않을 것임을 유추해낼 수 있다. 단 논리적으로 서양인이 육식 위주의 식사를 하므로 동양인보다 장의 길이가 약간은 짧을 수도 있다는 생각은 할 수 있겠다.

하지만 이러한 논쟁보다 인간의 장 길이가 길기에 생길 수 있는 문제에 초점을 맞추는 것이 더 중요할 것 같다. 앞에서 장이 길게 된 이유가 소화와 흡수를 충분히 잘 해내기 위함 때문이라고 했다. 그런데 과거 자연식 위주의 식사를 할 때는 장에 큰 문제가 없었다. 하지만 현대에 들어와 다양한 화학물질이 섞이고 화학적으로 가공된 식품 위주의 식사를 하게 되면서 장은 타격을 입게 되었다. 유해한 성분이 긴 장을 통과하면서 각종 문제를 일으키게 되고 이에 따라 각종 질병이 발생하게 되었다는 것이다.

기다란 장의 문제는 여기에 그치지 않는다. 인간은 현대에 들어와 풍요로운 생활이 이어지면서 과거에는 생각할 수도 없는 과식을 많이 하게 되었다. 과식은 직립보행을 하는 인간의 장에 뜻하지 않은 문제를 일으킬 수 있다. 왜냐하면 직립보행은 장이 세로로 배열되는 구조를 갖게 되는데 이때 장이 아래로 쳐지면서 중력의 영향을 더 많이 받는 구조로 되기 때문이다. 여러 겹으로 꼬여 있는 장이 수직으로 배열될 경우 수평 배열에 비해 아래로 갈수록 중력의 영향으로 압박을 더 크게 받을 수밖에 없다. 이 상태에서 과식을 하게 될 경우 아래에 놓여 있는 장은 더욱 큰 중력을 받게 되므로 눌리는 상태가 되어 소화 장애가 일어날 수 있고 배설 장애도 일어날 수 있는 것이다. – 물론 과식의 폐해는 이뿐만 아니라 다른 위험요소가 더 많다.

사람의 장 구조에 대한 이해
소장과 대장의 관계

• • •

장의 중요성을 이해하기 위해서는 각각의 장에 대한 기능을 이해할 필요가 있는데 소화와 흡수를 책임지고 있는 인간의 소화기관은 다음과 같은 구조로 되어 있다(그림 1-6).

사람이 음식물을 먹으면 입은 본능적으로 씹는 작용을 한다. 이는 음식물을 잘게 부수기 위함인데 이때 입에서 침이 나와 탄수화물의 분해작용이 일어난다. 이렇게 입의 씹는 작용에 의해 잘게 부서진 음식물은 위장으로 들어오게 된다. 음식을 몇 번 씹지도 않고 삼키는 사람들을 쉽게 볼 수 있는데 이러한 음식물 중에는 아직 덩어리진 것도 많이 있게 된다. 위는 이러한 음식물을 더욱 잘게 부수어 죽처럼 만드는 일을 한다. 이때 위에서는 단백질 분해효소인 펩신을 포함

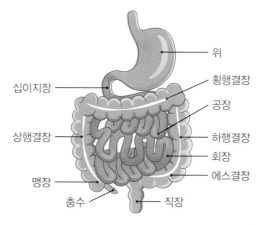

그림 1-6 인간의 소화기관

한 위액(염산 등)의 작용으로 단백질의 분해가 주로 일어난다.

죽처럼 만들어진 음식물은 십이지장을 통해 조금씩 소장으로 이동하게 된다. 이렇게 죽처럼 만들어진 음식물은 아직 인체에 영양소로 흡수되기에는 부족한 상태다. 그래서 소장에서는 본격적으로 음식물을 영양소로 흡수할 수 있을 정도의 상태로 만들기 위한 소화작용이 일어나게 된다. 이때 소장에서 나오는 여러 가지 소화액과 소화효소들이 음식물과 섞이면서 인체에 흡수될 수 있는 상태로의 분해가 이루어진다. – 췌장과 담낭에서 나오는 췌담관액이 영양소의 소화, 흡수에 중요한 역할을 한다.

소장에서 흡수될 정도의 상태가 된 영양소들은 소장 벽의 주름에 있는 융모를 통하여 체내로 흡수된다. 탄수화물, 단백질, 지방 등 3대 영양소가 흡수되는 데 각각의 소화 경로가 다르다(표 1-4).

탄수화물의 경우 입과 위에서 어느 정도 분해가 된 후 소장으로 이동하여 췌장액의 아밀라제 및 소장점막에 있는 이탄당 분해효소에 의해 최종 소화에 이

표 1-4 소장에서의 영양소 소화작용

탄수화물	녹말(다당류)	이자의 아밀라아제 →	엿당(이당류)	이당류	말타아제, 수크라아제, 락타아제 등 →	단당류
단백질	폴리펩티드	트립신, 키모트립신 →	작은 폴리펩티드	작은 폴리펩티드와 디펩티드	아미노펩티다아제, 카르복시펩티다아제, 디펩티다아제 →	아미노산
핵산	DNA와 RNA	핵산가수분해효소 →	뉴클레오티드	뉴클레오티드	다른 효소들 →	질소염기, 당, 인산
지방	지방 덩어리	쓸개즙 →	유화된 지방 입자	지방 입자	지질가수분해효소 →	지방산과 글리세롤

르기에 소장에서 흡수되는 데 큰 문제가 없다. 단백질 또한 위에서 어느 정도 분해가 된 후 소장에 도달하여 췌장액에 의해 소화가 마무리 되기에 탄수화물과 마찬가지로 소장에서 소화 흡수되는 데 큰 문제가 없다.

하지만 지방의 경우 입과 위에서 분해되지 않은 채 소장에 도달하기에 이야기가 다르다. 즉 지방의 소화와 흡수는 오직 소장에서 일어나기에 중요하다. 간에서 생성되어 담낭에 저장되어 있다가 흘러 나오는 담즙(쓸개즙)이 지방 덩어리를 물에 녹여 흡수될 수 있는 영양소의 상태로 만든다(그림 1-7). 이를 '유화'라고 하는데 이러한 작용으로 지방산이 소화되고 흡수될 수 있다. 또한 이 지방산의 흡수로 인해 지용성 비타민을 비롯한 지용성 물질의 흡수도 가능해진다.

이렇게 소장에서 흡수된 영양소는 혈액과 림프액 등으로 운반되어 인체의 에너지로 이용되어진다. 소장은 크게 상부에 위치하고 2/3를 차지하는 공장과, 소장의 하부에 위치하고 소장의 1/3을 차지하는 회장으로 나누어지는데 위에서 설명한 소화 및 흡수작용은 주로 공장에서 거의 다 이루어진다.

그렇다면 하부에 위치한 회장의 역할은 무엇일까? 회장에서는 공장에서 흡수하지 않은 비타민 B_{12}와 담즙산염을 재흡수하는 역할을 하면서 나머지 부산

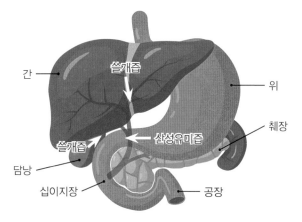

간 — 쓸개즙

위

쓸개즙 ← 산성유미즙

췌장

담낭

십이지장 공장

그림 1-7 지방 소화에 필요한 소화액들

물을 대장으로 보내는 역할을 하게 된다.

소장에서 영양소의 소화와 흡수가 대부분 이루어진다면 대장의 역할은 무엇일까? 영양소의 소화와 흡수의 관점에서만 보면 대장의 역할은 미미해 보인다. 실제 대장에서는 소화효소가 분비되지 않기 때문에 화학적 소화작용은 일어나지 않고 소장에서 흡수하지 못한 일부 미량 영양소 및 900ml 정도의 수분 흡수를 주로 담당하게 된다. 실제 소장에서 흡수되지 못하고 대장으로 넘어오는 영양소로는 식이섬유, 올리고당, 유당, 과당 및 당 알코올 등이 있다.

대장은 크게 대장이 시작되는 부위인 맹장과 결장(상행결장, 횡행결장, 하행결장, 에스결장), 직장으로 이루어져 있다. 맹장은 소장에서 넘어온 부산물을 일시적으로 저장했다가 이동시키는 역할을 한다(그림 1-8).

맹장 끝에 충수라는 부분이 있는데 흔히 이곳에 염증이 생긴 것을 맹장염이라고 하지만 정확한 명칭은 충수돌기염이 맞다. 충수는 특별한 기능이 없는

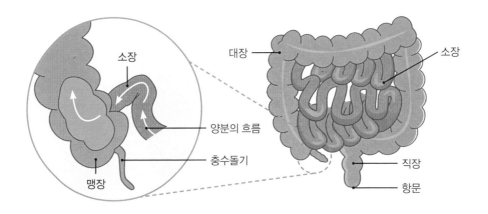

그림 1-8 소장 끝의 회맹판과 맹장의 관계

것으로 알려져 맹장염에 걸릴 경우 쉽게 잘라내는 수술을 받지만, 맹장은 수분과 염분을 흡수하고, 인체의 면역발달에 관여하고 있다.

　　주로 직장 부분을 침범하는 궤양성 대장염 환자를 대상으로 대장경을 시행해 보면 임상의사로서 느끼는 것이 많다. 항문에서 시작하는 대장경상 직장 외에는 나머지 대장에 모두 염증이 없다가 끝까지 올라가보면 드물게 회맹판(소장과 대장의 경계에 있는 괄약근)을 포함한 맹장부분에 조용하게 염증이 있는 것을 보게 되는데 '여기에 면역세포들이 모여 있구나' 하는 경이로움과 '왜 여기에 면역기관이 발달해 있나' 하는 생각이 들곤 한다.

　　사실 사람에게는 별로 필요가 없는 충수돌기가 있는 것처럼 맹장에서의 면역세포들도 진화과정에서 그 역할은 없어지고 염증을 발생하는 과민반응만 남아있나 하는 생각이 들기도 한다.

　　결장은 네 부분으로 나누어지는데 상행결장에는 주로 액체 상태의 부산물로 횡행결장까지 이동하게 된다. 횡행결장에서는 본격적으로 수분흡수가 일

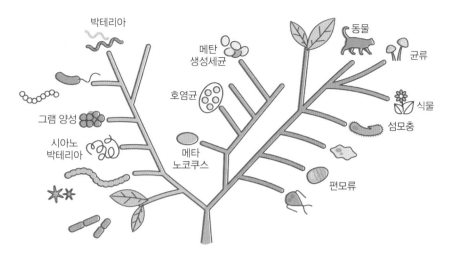

그림 1-9 장내미생물 종류

어나 고형화가 이루어지고 하행결장까지 이동한 내용물은 거의 고형화가 이루어진 상태가 된다. 이 고형화 내용물이 에스결장을 통하여 직장으로 이동하게 되며 직장에 저장되었다가 뇌의 신호에 따라 대변으로 배설된다.

식도, 위, 소장처럼 대장도 뇌와 독립적으로 내장신경계를 가지고 있는데 이 때문에 대장은 중추신경계와의 연결 없이도 자체적으로 운동이 가능하게 된다. 대장 내에서 내용물의 이동은 연동운동에 의해 이루어지는데 이러한 연동운동이 중추신경계와 연결 없이 자발적으로 일어나는 운동이라고 할 수 있다. 특히 주기적으로 일어나는 이동성 운동 복합체(Migrating Motor Complex, MMC)는 우리가 먹지 않고 굶고 있는 시간에도 연동운동을 주기적으로 크게 일으키면서 장내에 있는 찌꺼기를 이동시키는 역할을 한다.

또한 대장에는 인체에 존재하는 대부분의 장내미생물이 살고 있다.

장내미생물이란 숙주의 장내에 존재하는 세균(Bacteria), 고세균(Archaea),

진핵생물(Eukarya), 바이러스를 포함한 미생물 군집이다(그림 1-9). 미생물무리 유전체는 미생물무리에 존재하는 전체 유전체로, 인체 장의 메타유전체학 (Metagenomics of the Human Intestinal Tract (MetaHIT) Project)에서 124명의 장 내미생물을 분석한 결과 99%의 유전자가 세균성이고, 전체에서 1,000~1,150종 (Species)이 발견되는 것으로 보고한 바 있다.

　　최근의 연구에서는 한국인의 장내세균종은 3,000개가 넘는 것으로 알려 지고 있는데 이 중 균주명이 밝혀진 것은 1,000종 정도이고 나머지 2,000종은 분 리된 적이 없는 균주로 추정된다고 한다. 또한 개인별로는 편차가 있지만 평균 180종 이상을 보유하고 있고 이 중 균주명이 밝혀진 것과 밝혀지지 않은 것은 각 각 50% 전후인데 밝혀지지 않은 것이 조금 더 높다고 한다.

　　다른 연구에서의 보고를 보면 각 개인은 약 160개의 세균종을 가지고 있 고, 미생물 유전자는 300만 개 이상으로 밝혀졌다. 전체 장내미생물 수는 10^{13}~ 10^{14}개로 인체 세포보다 10여 배 많다고 알려지기도 했으나 장내세균의 경우 우 리 몸 전체 세포의 3~5배 정도 되는 것으로 알려지고 있다. 위장관의 근위부인 위나, 십이지장 내에서는 10^2~10^3개/g의 호기성 세균이 존재하고, 원위부로 갈 수록 농도와 조성이 복잡해져서 맹장과 대장에는 10^{11}~10^{12}개/g의 혐기성 세균 이 존재한다.

　　이들 장내세균에는 유해균과 유익균이 있는데 이들 모두 소장에서 흡수 되지 못하고 대장으로 넘어온 영양소들을 먹고 살아가게 된다. 이 과정에서 유 해균이 많아질 경우 유해가스가 생성되므로 대장 활동의 장애를 일으켜 설사나 복부팽만 등의 불편함을 일으키기도 한다.

5

내 장은 건강할까?
장 건강 체크리스트

• • •

        살아가다 보면 속이 편할 때도 있고 불편할 때도 있다. 이때 속이 편하다는 것은 장이 편하다는 것이며 이는 장 기능이 원활하게 잘 유지되고 있음을 뜻한다. 반대로 속이 불편하다는 것은 장이 불편하다는 것이며 이는 장 기능에 뭔가 문제가 생겼음을 뜻한다. 속이 불편한 대표적 증상은 더부룩함, 메스꺼움, 신물이 넘어옴, 복통 등이다. 이와 관련하여 배에 가스가 차고 심지어 두통까지 발생할 수 있으며 방귀와 트림이 잦아지고 변비와 설사 증상까지 나타나기도 한다.

        장이 불편한 사람 중에는 단 하루도 아무 증상 없이 지나갈 때가 없을 정도로 만성적 장 기능장애 속에 살아가는 경우가 많다. 이때 대개 약을 지어 먹거나 민간 처방 등 임시적 조치로 끝날 때가 많은데 이는 근본 처방이 아니므로 그 순간이 지나면 다시 증상이 찾아오는 경우가 대부분이다. 속이 불편한 사람들은 대개 만성적으로 속 불편함을 달고 사는 악순환에 빠지게 되는데 신경성으로 이러한 증상이 반복되는 경우도 있지만 이를 계속 방치하다가 간혹 다른 질병으로 커질 수도 있으므로 조심해야 한다.

결국 장 건강에 이상을 느끼는 사람들은 이상 여부를 체크하여 근본 치료를 할 수 있는 방법을 찾아야 한다. 신경성과 반대로 질환이 있는데도 증상을 전혀 못느끼는 경우도 있다. 의사들은 이러한 경우가 더 문제라고 하는데 즉 평소 큰 불편함이 없어 장 건강에 문제가 생기고 있는 것을 잘 알아차리지 못한 채 일상을 지내는 사람들도 있다. 따라서 어느 정도 불편함이 생겼을 때 내 장 건강에 문제가 생겼다고 판단할 수 있는지 알아두는 것은 꼭 필요하다.

자신의 장 건강 상태를 알아보는 첫 번째 방법으로 대변의 모양을 통하여 판단하는 방법이 있다. 다음 질문에 대해 자신의 상태가 어디에 해당하는지 체크해보라.

[건강한 상태]

- ○ 대변 모양이 바나나처럼 길고 적당히 굵다.
- ○ 대변의 색깔이 황금색, 갈색, 황토색 중 하나다.
- ○ 대변을 보는 횟수가 1~3일에 1번 이상이다.
- ○ 대변을 볼 때 크게 불편함을 느끼지 않는다.
- ○ 대변과 방귀의 냄새가 독하지 않고 구수하다.

[문제가 있는 상태]

○ 대변 모양이 가늘다.

○ 대변이 굵고 딱딱하거나 토끼 똥처럼 짧게 끊어진다.

○ 대변의 색깔이 검은색, 검붉은색, 붉은색 중 하나다.

○ 대변을 보는 횟수가 3일에 1번 미만이다.

○ 대변을 볼 때 크게 불편함을 느낀다.

○ 대변과 방귀의 냄새가 지독하다.

하지만 이러한 대변의 모양, 횟수, 냄새 등은 음식 섭취에 따라 달라지기 때문에 참고는 할 수 있으나 절대적인 사안은 아님을 알아야 한다. 즉 일시적인 현상을 오인해서 너무 걱정할 필요는 없지만, 증상이 계속 된다면 대장내시경 등 특별한 검사가 필요한지 의사 선생님과 상담 후 검사를 하는 것이 좋다.

대변 모양이 가늘다는 것은 대부분 에스결장과 하행결장에서 충분한 시간을 끌지 못하고 곧바로 나오는 경우인데 드물게는 영양상태가 부족함을 나타내는 신호일 수도 있다. 대변이 굵고 딱딱하거나 토끼 똥처럼 짧게 끊어지는 현상은 과민성장증후군에서 나타나거나 변비일 때의 모습일 수 있는데 가끔은 하행결장에 이르기 전 수분이 모두 흡수되어 이후 부분에서의 수분이 부족해서 나타나는 현상일 수도 있다. 만약 대변의 색에 붉은색이 나타난다면 이는 장 내부에 질병이 생긴 것이므로 병원 진료를 받아보는 것이 좋다. 다만 피가 섞여 있지 않은데도 음식에 의해 색깔이 달라지는 경우도 있기 때문에 대변을 본 후 물색에 흩어지는 양상을 관찰해보는 것이 좋다. 즉 자장처럼 걸쭉하거나 변기 물에 핏빛이 베어 나오면 출혈을 의심할 수 있으나 단단함을 유지하고 있을 때는 피가 섞여 있지 않은 것이기에 안심해도 좋다. 감별이 안 되는 경우는 핸드폰으로 사진을 찍어 의사에게 문의하는 것도 좋은 방법이다.

　　변비나 설사가 자주 나타나고 대변을 볼 때 크게 불편함을 느끼며 대변과 방귀의 냄새가 지독한 현상이 나타나면 이는 장내 유해균이 많아졌다는 신호일 수 있으므로 이를 개선하기 위해 노력해야 한다.

　　장내에 유해균이 많아질 때 나타나는 증상은 다음과 같다.

유해균이 일으키는 증상

- ○　평소 소화가 잘 안 된다.
- ○　평소 배에 가스가 잘 찬다.
- ○　설사나 변비가 있고 배변 후 잔변감이 있다.
- ○　대변과 방귀 냄새가 지독하다.
- ○　배가 자주 아프다.
- ○　과민성장증후군이 있다.

　　만약 위 문항 중 절반 이상에 해당할 경우 내 장에 유해균이 많은 상태이므로 유산균을 먹는 것이 좋다.

　　다음은 이시형 박사가 쓴《이시형 박사의 면역혁명》에 나오는 장 건강 체크리스트인데 밸리데이션(Validation)이 된 설문이 아니기에 근거가 크다고 볼 수는 없으나 자신의 장 건강을 조금 더 구체적으로 체크해볼 수 있는 장점이 있다. 만약 장 건강에 문제가 있다고 판단되면 즉시 자신의 장 건강을 개선하기 위한 노력을 해야 한다.

Check List

1 식사가 불규칙적이다.	
2 음식을 빨리 먹어치운다. 한끼를 먹는데 10분이 채 안걸린다.	
3 어류보다 육류를 많이 먹는다.	
4 한국 전통식보다 서구식이나 퓨전 음식을 더 잘 먹는다.	
5 맵고 짠 음식을 좋아한다.	
6 식이섬유 섭취가 부족하다.	
7 식후 아랫배가 볼록 튀어나온다.	
8 물을 잘 마시지 않는다.	
9 저녁 식사를 늦게 하는 경우가 많다.	
10 폭음, 폭식하는 경향이 있다.	
11 다이어트 중이거나 최근에 한 적이 있다.	
12 외식이나 편의점 식사가 자주 있다.	
13 변비나 설사기가 자주 있다.	
14 대사증후군으로 진단 받은 적이 있다.	
15 생활리듬이 아주 불규칙적이다.	
16 스트레스 처리가 잘 안 된다.	
17 수면이 부족한 편이다(6시간 미만).	
18 유산균 등 장 건강을 위한 건강기능식품을 먹지 않는다.	
19 김치, 된장을 싫어한다.	
20 즐겁게 식사하기보다는 의무적으로 먹는 편이다.	
총 계	

체크 결과	3점 이하 장이 건강한 상태	9~12점 장내환경이 악화된 상태
	4~8점 장 기능이 둔화된 상태	13점 이상 장이 위험한 상태

☞ 13점 이상이면 소화기내과의 전문 진료를 권한다. 그 이하인 경우에는 본서에서 제시하는 여러 가지 지침을 참고하고 실천해서 장 건강을 위한 노력을 해야 한다.

01   변비와 설사, 복통

02   헛배가 불러요
      팽만감과 복부팽만

03   장염, 식중독, 게실 등
      각종 염증성 장 질환들

04   위장관 운동과 관련 있는
      기능성 위장관 질환

05   약을 먹어도 낫지 않는 과민성장증후군

06   대장 용종과 선종,
      그리고 암 사망률 1위 대장암

2부

장 질환의 종류

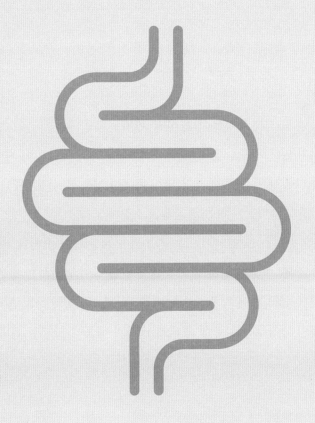

변비와 설사,
복통

. . .

변비와 설사, 복통 등은 일반적으로 장과 관련하여 흔히 겪는 증상들이다. 이 중 변비는 우리나라 사람의 16.5%에 나타난다고 알려져 있을 정도로 흔한 질환 중 하나다. 대개 일주일이 지났는데도 변을 보지 못한다든지 변을 볼 때 힘을 많이 주어야 겨우 볼 수 있다든지 변을 보고 나서도 시원하지 않다든지 하는 증상을 호소한다.

이러한 변비는 그 원인이 있는 경우와 – 예를 들어 변비형 과민성장증후군이나 대사 질환, 내분비 질환 등 – 특별한 원인 없이 발생하는 경우로 나눌 수 있는데 특별한 원인 없이 발생하는 변비를 기능성 또는 특발성 변비라고 한다. 대부분의 변비 환자들은 기능성 변비에 속하기 때문에 기능성 변비에 대해 좀

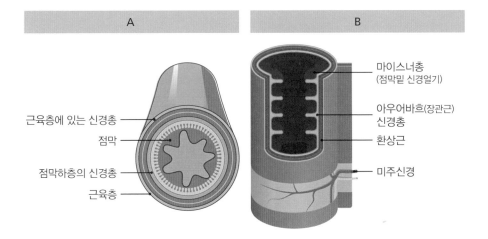

마이스너층
(점막밑 신경얼기)

아우어바흐(장관근)
신경총

환상근

미주신경

근육층에 있는 신경총

점막

점막하층의 신경총

근육층

그림 2-1 대장 내부의 신경총 구조의 단면(A)과 측면(B)

더 살펴보기로 하자.

기능성 변비 증상을 나타내는 사람들 중 여자가 남자보다 더 심한 증상을 호소하는 경우가 많다. 특히 오랫동안 변을 보지 못한다든지 딱딱한 변을 보는 경우가 더 많았고 복통과 더부룩함을 느끼는 경우도 더 많았다. 또 배변을 시도 했으나 실패하여 손가락을 사용하는 경우도 여자가 더 많았다. 이는 대학병원과 같이 대형병원에 내방한 환자를 기준으로 한 것이어서 전체적으로 여자가 남자 보다 변비가 더 심한지에 대해서는 연구결과가 없기에 확언하기는 어렵다.

그러나 이러한 현상은 해외에서의 보고도 그러하고 여성호르몬이 장의 운동을 억제하는 것으로 알려져 있어 이러한 생리적 차이가 여성에게서 변비가 더 강하게 나타나는 원인이 될 수도 있을 것이다.

기능성 변비가 나타나는 원인에는 여러 가지가 있는데 그중 하나가 대장운동의 장애다. 어떤 이유에 의해 대장운동이 정상적으로 이루어지지 않기 때문에 변의 움직임이 잘 이루어지지 않아 배변에도 장애를 주게 되는 것이다. 나이가 많은 연령층에서 더 많이 변비를 호소하는 것은 장의 움직임을 결정하는 신경총(그림 2-1)의 개수가 나이가 들면 적어지고 활동력이 떨어지기 때문이다.

또 원활한 배변은 직장의 변 배출능력이 직장 속의 변 배출의 저항을 이김으로써 이루어지게 되는데 이러한 직장의 배출능력이 약해질 경우에도 배변에 문제가 생기게 된다. 이 또한 나이가 들면서 발생하는 현상이기도 하다. 또 직장 속의 변이 밖으로 나오는 것을 막는 저항력이 적절하게 유지가 되어야 하지만 자율신경계의 부조화 내지 근육의 힘이 떨어지면 배변에 문제가 생기게 된다. 즉 저항력이 너무 커지면 변비가 오고 너무 작아지면 변실금이 올 수 있는데 이 두 가지 문제 역시 여자에게서 흔하게 발생한다.

한편 장내세균의 불균형 또한 기능성 변비의 원인으로 떠오르고 있다. 이는 어느 연구에서 변비 환자의 변을 분석한 결과 유해균 비율이 정상인보다 높은 것을 통하여 알려지기도 했고 유산균을 복용한 후 변비가 좋아졌다고 하는 경우가 많아졌기 때문이다. 그러나 이와 다른 연구결과도 있다. 따라서 아직 모든 변비에 대하여 장내세균이 영향을 미치는지에 대한 정확한 연구결과는 없는 상태다.

기능성 변비를 치료하기 위해 권장되는 치료법 중 가장 중요한 것이 충분한 식이섬유와 수분 섭취다. 식이섬유는 대변의 부피를 늘리고 부드럽게 해주기 때문에 변비에 도움을 줄 수 있다. 또 수분 역시 변을 부드럽게 해주기 때문에 변비 개선에 도움을 준다. 수분을 충분히 드시라고 하면 소변으로 많이 나온다고 하는 경우가 있는데 잠잘 때나 외출할 때 문제가 되면 집에 있을 때나 잠자기 2

~3시간 전까지 충분히 마시는 방법도 있다.

미국의 국가건강영양조사에 의하면 수분섭취량이 적을수록 배변 횟수가 줄어들고 딱딱한 변을 보는 것으로 나타났다. 하지만 식이와 관련된 변비 치료는 아직 정확한 근거가 있는 것이 아니고 또 모든 사람에게 적용할 수 있는 방법이 아니란 사실을 잘 알고 있어야 한다. 예를 들어 아주 심한 변비환자가 식이섬유를 많이 섭취할 경우 오히려 복부팽만을 일으킬 수 있으므로 조심해야 한다. 식이요법으로 개선되지 않을 경우 병원에 가서 약물 치료를 받아야 한다. 그 외 대변 배출에 장애가 있는 경우 권유받는 바이오피드백 치료가 있는데 이는 배변 관련 근육들을 재훈련시켜 변비를 치료하는 방법이다.

우리는 대개 묽은 변을 누게 될 때 설사라고 한다. 일반인도 음식을 잘못 먹을 경우 설사를 하게 마련이다. 이러한 설사를 급성설사라 하고 대부분 하루 이틀 음식을 잘 조절하면 그치게 된다. 하지만 평소와 같이 음식을 먹는 데도 4주 이상 설사를 계속 한다면 이를 만성 설사라고 하며 이는 원인을 파악하여 치료를 받아야 한다.

만성 설사의 경우 세균감염이나 다른 질병이 원인이 아니라면 과민성장 증후군 때문일 가능성이 높다. 만약 이도 아니라면 기능성 설사를 의심해볼 수 있다. 기능성 설사란 복통 없이 묽은 변이나 물 설사가 반복해서 발생하는 경우를 말한다. 증상이 가벼우므로 그냥 넘기기 쉬우나 장기간 설사를 계속하는 것은 좋지 않으므로 증상을 개선하기 위해 적절한 검사를 받고 치료를 해야 한다.

사실 설사는 장내에 필요 이상으로 만들어진 독소나 세균 등을 빠르게 내보내기 위한 인체의 방어기전 중 하나다. 인체는 이를 통하여 장내 독소를 제거하고 세균의 불균형을 재편성하여 건강을 유지한다. 하지만 이러한 설사 증상이 오랫동안 만성적으로 이루어질 때는 오히려 역효과가 날 수 있으므로 조심해야 한다. 이러한 만성 설사는 약물 치료로 증상을 개선시킬 수 있다.

변비와 설사에 비해 복통은 당장에 고통이 찾아오므로 예사롭지 않게 받아들이게 되는 증상이다. 복통은 배에서 아픈 통증이 나타나는 것이므로 뱃속에 뭔가 문제가 생겼음을 쉽게 추측할 수 있다. 그런데 대부분의 복통은 잠시 있다가 시간이 지나면 사라지므로 심각하게 여기지 않는 경우가 많다. 만약 복통이 잠깐 있다가 사라졌다면 아마도 장속의 가스 등의 영향일 수 있으므로 크게 걱정하지 않아도 될 것이다.

하지만 복통이 지속적으로 나타난다면 이는 간과해서는 안 된다. 3개월 이상 지속되는 복통을 만성 복통이라고 하는데 이 경우 병원을 방문해서 상담을 받고 정밀검사를 받아보는 것이 좋다. 또 일시적 복통이라 하더라도 극심한 통증이 나타날 경우 특히 특정한 부위에 통증이 심하게 나타나거나 통증 부위를 눌렀을 때 숨을 쉬기 어려울 정도로 아프다면 반드시 병원의 진료를 받아야 한다.

왜냐하면 이런 경우 특정 질병 때문일 가능성이 높기 때문이다. 또 메스꺼움이나 구토가 동반되는 통증도 3일 이상 계속된다면 마찬가지로 다른 질병을 의심할 수 있으므로 병원 진료를 받아야 한다.

2

헛배가 불러요
팽만감과 복부팽만

· · ·

팽만감(Bloating)이란 흔히 가스가 찬 느낌이나 더부룩한 느낌이 드는 것으로 객관적으로 측정할 수 없는 증상이다. 반면 복부팽만(Abdominal Distension) (그림 2-2)은 객관적인 복부 둘레의 증가로 확인할 수 있어 팽만감과 복부팽만은 차이가 있다. 즉 팽만감을 느끼더라도 복부 X-ray상 복부팽만이 없는 경우(그림 2-3)도 많다.

보통 소장이나 대장의 가스를 측정해보면 200ml 이하이고 그 가스 구성은 질소(N_2), 산소(O_2), 이산화탄소(CO_2), 수소(H_2) 및 메탄(CH_2)으로 되어 있는데 장내가스 생성은 공기 삼킴, 장내에서의 화학적 반응, 장내세균의 발효(Fermentation), 피에서의 확산에 기인한다(그림 2-4). 장내세균에 의해 생성되는 가

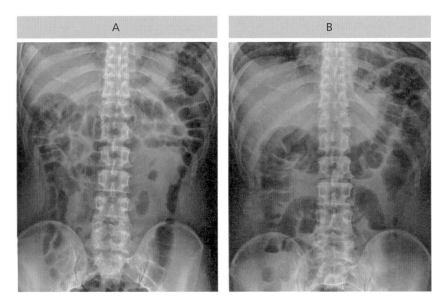

그림 2-2 팽만감을 호소한 환자 - 대장에 가스가 많이 차 있는 영상
A 누워서 촬영, B 서서 촬영

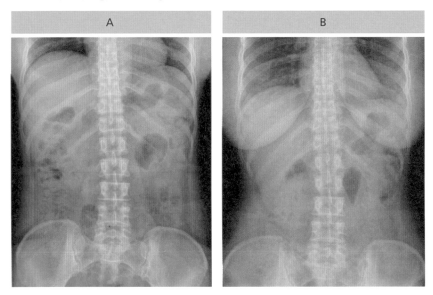

그림 2-3 팽만감을 호소한 환자 - 대장에 가스가 차 있지 않은 영상
A 누워서 촬영, B 서서 촬영

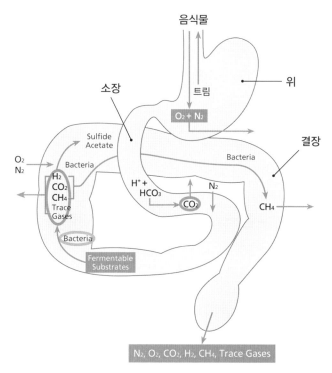

음식물

위

소장

트림

$O_2 + N_2$

결장

Sulfide
Acetate

Bacteria

O_2
N_2

Bacteria

H_2
CO_2
CH_4
Trace
Gases

$H^+ +$
HCO_3

N_2

CO_2

CH_4

Bacteria

Fermentable
Substrates

$N_2, O_2, CO_2, H_2, CH_4$, Trace Gases

그림 2-4 장내가스의 생성과 흡수 및 배출 경로

스에 대해 구체적으로 알아보면 메탄은 좌측대장에서 생성되는데(그림 2-4) 맥주, 포도주, 빵 등 유황이 많은 음식을 섭취하면 유황(Sulfate), 환원(Reducing), 세균(Bacteria)에 의해 장내가스가 발생한다.

질소는 주로 소장 혈관에서 장내로 확산되고 질소와 산소는 대장에서 확산된다(그림 2-4). 이렇게 생성된 가스들이 흡수되는 과정을 보면 이산화탄소는 상부위장관에서 빠르게 흡수되고, 수소와 이산화탄소는 상행결장에서 혈관으로 흡수되며, 남은 가스는 방귀를 통해 직장 밖으로 배출된다.

복부팽만감은 과민성장증후군이나 기능성 소화불량 등의 기능성 위장관 질환에서 흔히 나타나는 증상이다. 복부팽만감은 인종간의 차이 없이 일반 인구의 15~30% 정도가 호소하는 증상이나 과민성장증후군 환자에게서는 80% 정도가 팽만감을 호소한다고 보고되고 있다. 과민성장증후군 환자를 대상으로 한 연구에서는 남자보다 여자에게서 팽만감을 호소하는 비율이 더 높았다. 이는 여자의 내장신경이 좀 더 예민하고 월경 주기 등을 결정하는 호르몬의 영향이 그 원인 중의 하나로 생각되어진다. 일반 인구를 대상으로 한 미국의 한 연구에 따르면 팽만감으로 인해 약물을 복용하고 있거나 약물 치료를 필요로 하는 환자는 43%에 달했다.

복부팽만감의 기전에 대한 가설은 다양한데, 장내 가스 이동과 배출의 문제, 복부 – 횡격막 반사, 지각(Perception)의 이상, 심리사회적 요인 등이 제시되고 있고 최근에는 장내세균총 이상과 관련된 연구가 활발하게 진행되고 있다. 사실 이러한 인자들 중 이견 없이 명확한 팽만감의 기전으로 밝혀진 것은 없으며 여러 가지 요인들이 서로 복합적으로 작용하여 팽만감이 생기는 것으로 이해되고 있다.

장내세균은 숙주의 면역 체계에 있어 중요한 역할을 하며 인체에는 아직 이름이 없는 무수히 많은 장내세균이 있지만 이름이 결정된 1,000종 이상의 장내세균이 존재한다. 그런데 과민성장증후군 환자는 정상군과 비교해 볼 때 장내세균의 수 및 조성에 차이가 나는 것으로 알려져 있다.

예를 들면 담즙대사를 도와 간으로 가는 문맥으로의 흡수를 돕는 장내세균이 부족해지면 담즙은 삼투압 현상을 일으켜 설사를 유발한다. 이러한 변화는 장내세균이 단백질이나 탄수화물의 장관 내 대사 과정 및 담즙의 재흡수 등에 영향을 주는 증거로 생각된다. 한편 일부 연구에서는 과민성장증후군 환자에게서 장내 수소가스 생성이 증가한다고 보고되고 있다. 또 메탄을 적게 생성하는 사람들이 메탄을 많이 생성하는 사람들에 비해 소르비톨(Sorbitol)이나 섬유소를 섭취하였을 때 복부팽만감이 더 많이 나타난다고 보고되었다. 이러한 결과들은 메탄을 만들어내는 균주나 수소를 만들어내는 균주의 변화가 팽만감과 관련이 있음을 나타낸다 하겠다. 또한 장내세균총의 변화들이 팽만감을 유발할 수 있음을 시사해준다.

소장세균과다증식증(Small Intestinal Bacterial Overgrowth, SIBO)은 소장 내 세균의 수가 증가하거나 비정상적인 종류의 세균 양이 증가한 경우를 뜻한다. SIBO의 표준진단은 공장(Jejunum) 흡인물의 배양검사이지만 현실적으로 그 검사를 시행하기는 매우 어렵다. 대신 장내 혐기성 세균에 의하여 생산되고 체내 흡수되어 호기로 배출되는 수소가스를 크로마토그래피를 이용하여 검출하는 수소호기검사(Hydrogen Breath Test, HBT)가 최근 널리 시행되고 있다. 즉 일정량의 글루코스 혹은 락툴로오스를 복용했는데 이 탄수화물이 적절히 흡수되지 않을 경우 장내세균이 수소가스와 메탄가스를 생성하게 된다. 이중 20% 정도는 혈액으로 흡수되어 폐를 통해 배출되게 되고, 이것을 호기를 통해 측정하는 것이 수소호기검사다. 이 소장세균과다증식과 과민성장증후군이 서로 연관성이 있다는 점에 대해서는 대체로 의견이 일치한다.

그렇다면 소장세균과다증식증이 팽만감과도 연관되어 있을까? SIBO가 복부팽만감 발생에 기여할 수 있다는 가설에 근거하여, 비흡수성 장관선택성 항생제인 리팍시민을 투여하여 장내세균 증식을 억제함으로서 치료에 이용하기 위한 연구들이 수행되어 왔다. 리팍시민의 SIBO 치료 여부는 호기검사 정상화로 평가하는 바 메타분석에 따르면 성공률이 70%를 상회하는 것으로 보고된 바 있다.

또한 일부 이중맹검 임상시험에서 복부팽만감 관련 치료효과를 보고하였는데 이를 포함한 서른 두 개의 연구를 종합한 메타분석연구에서는 리팍시민 치료에 의해 SIBO를 치료한 경우 67.7%에서 증상개선에 효과가 있는 것으로 결론 내리고 있다. 하지만 아직은 표준치료로 확립될 만한 근거가 부족하여 한국 진료지침에서는 중등도의 증거수준으로 약하게 권고되고 있는 실정이다.

그렇다면 장내가스(Intestinal Gas) 증가가 팽만감과 관련이 있을까? 금식 상태에서 정상 장내 공기는 약 100ml 정도이며, 식후에는 가스의 부피가 65% 가량 증가하는 것으로 알려져 있다. 그동안 많은 연구들에 의해 장내가스 부피가 과도하게 증가하면 팽만감이나 복부팽만을 일으킬 수 있다는 사실이 보고되어 일견 관련이 있어 보인다. 하지만 가스량과 복부팽만과는 관련이 없고 대신 각 개인의 내장예민도와 관련이 있다는 연구도 있었기 때문에 장내가스량과 복부팽만 또는 팽만감은 일부에서는 설명 가능하나 모든 사람에서 일관성 있는 상관관계는 없다 하겠다.

그렇다면 식습관 때문에 팽만감이 일어나는 것은 아닐까? 실제 식이섬유소의 과다 섭취가 과민성장증후군의 증상을 악화시킬 수도 있기 때문에 일부에서는 그 연관이 있다고 말할 수 있다. 최근 포드맵 음식과 팽만감의 관련성에 대한 주장이 제기되었는데, 포드맵이란 소장에서 잘 흡수되지 않고 대장으로 이동하여 발효되는 특성을 가진 음식이다. 이러한 포드맵 음식은 포드맵 음식을 좋아하는 장내세균에 의해 다량의 가스를 발생시킬 수 있으므로 포드맵이 다량 함유된 음식 섭취는 팽만감을 유발하는 원인의 하나다. 따라서 사과, 배, 수박, 우유, 아이스크림, 생양파, 콩류, 아보카도, 버섯 등은 우선적으로 주의할 음식이므로 피하는 것이 좋다.

이상과 같이 복부팽만감은 매우 흔하고 환자가 심하게 불편감을 호소하는 증상이지만 그 기전에 대해서는 아직 완전히 이해되지 않고 있는 실정이다. 결국 팽만감을 유발하는 기전은 어느 한 가지라기보다 여러 가지 기전이 복합적으로 관여하여 일어난다고 보여진다. 이러한 팽만감, 복부팽만 등의 증상을 치료하기 위해 그 기전에 해당하는 여러 원인에 따라 리팍시민과 같은 항생제, 프로바이오틱스, 위장운동촉진제, 진경제(Antispasmodics), 식이 조절, 항우울제 등의 방법이 사용되고 있다. 향후 체계적 연구를 통하여 정확한 원인에 바탕을 둔 치료지침이 만들어져야 할 것이나 주관적 증상에 기반한 치료이기 때문에 쉽지 않아 보인다.

3

장염, 식중독, 게실 등 각종 염증성 장 질환들

• • •

        장 질환과 관련하여 가장 흔히 앓는 질병이 장염일 것이다. 음식을 먹고 난 후 갑작스런 설사, 구토, 복부팽만감과 통증, 고열, 두통 등이 나타난다면 급성 장염을 의심해볼 수 있다. 장염은 위장, 소장, 대장 등에 염증이 생겨 증상이 나타나는데 가장 자주 발생하는 대장에 생긴 염증을 장염이라 부르기도 한다.

        장염은 주로 음식을 잘못 먹었을 때 나타나는데 의학적으로는 세균성 장염과 바이러스성 장염으로 구분할 수 있다. 세균성 장염은 주로 여름철에 상한 음식을 잘못 먹어 생기는 경우가 많다. 주로 음식을 먹은 후 6시간 정도 지났을 때 증상이 나타나는데 온도를 낮게 했을 때 증식이 약해지는 경향이 있다. 바이러스성 장염은 주로 겨울철에 걸리기 쉬운데 이때는 바이러스에 감염된 지 하루 이틀 지나서 증상이 나타나기 시작한다. 이러한 바이러스성 장염은 사람 간에 전염이 되기도 하기 때문에 조심해야 한다. 특히 노로 바이러스 장염은 전염성이 높은 특징이 있는 것으로 알려져 있고 유치원이나 학교 급식과정에서 문제되는 경우가 많다.

이러한 급성 장염에 걸렸다고 판단되면 병원 치료를 받는 것이 우선이다. 개인적으로도 일단 첫날은 식사를 자제하는 것이 좋고 물을 많이 마시는 것이 도움이 된다. 왜냐하면 장 점막의 염증 때문에 음식물 흡수가 제대로 되지 않고 오히려 증상을 악화시키기 때문이다.

급성 장염에서 분제가 되는 것은 탈수로 인한 여러 가지 신체 증상이다. 탈수로 인해서 혈압이 떨어지고 위급한 상황에 빠질 수 있기 때문에 물 흡수를 도와주는 포도당이 들어간 음료가 좋다. 이온수를 미지근하게 마시거나 소금을 조금 넣은 꿀물이 도움이 된다. 증상이 조금 나아지면 부드러운 음식부터 시작하여 조금씩 양을 늘리는 것이 좋다.

급성 장염은 탈수 정도와 고열, 혈변, 점액, 복통 등 증상이 심할 경우 수액과 적절한 항생제 등 병원 치료를 받아야 하지만 약할 경우 특별한 조치를 취하지 않아도 1~2주 안에 낫는 것이 일반적이다.

병원 방문 결정은 설사의 횟수, 혈변, 대변에 섞이는 끈적끈적한 하얀 코 같은 점액 유무에 의해 결정할 수 있는데 병원에서는 환자의 증상 정도와 함께, 염증의 정도가 반영되는 CRP라는 혈액검사 결과를 참고하여 항생제를 결정하고 혈변과 곱이라고 하는 점액이 있는 경우 직장경을 시행한다.

대개 바이러스에 의한 물설사만 일어나는 경우는 그림 2-5A와 같은 정상

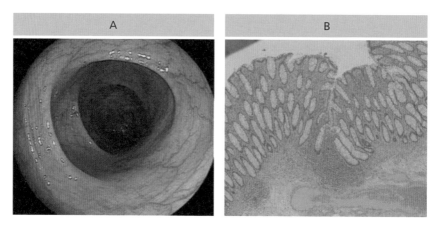

그림 2-5 정상 대장내시경 소견(A)과 조직검사 소견(B)

점막 내시경 소견과 그림 2-5B와 같은 조직검사 소견을 보인다. 따라서 환자를 안심시키고 적절한 수액만 공급하면서 급성 장염이 끝나기를 기다리면 된다. 정상 점막에서는 염증세포 침윤이 없기에 점막하층의 혈관이 아주 잘 보이고(그림 2-5A) 조직검사에서는 점막의 술잔세포가 아주 잘 보인다(그림 2-5B).

　　전형적인 혈변, 고열, 복통, 설사 등의 증상을 호소한 54세 남자 환자에서 대장경을 시행한 결과 점막의 염증세포 침윤으로 점막하층 혈관이 안 보이고 점막이 부어있으면서 미만성의 발적에 얇은 궤양이 있는 급성 장염 소견(그림 2-6A)을 보였다. 대변 배양에서 살모넬라종(Salmonella Species), Group B가 배양되어 장티프스균에 의한 급성 장염으로 진단할 수 있었다.

　　이에 반해 72세 여자 환자에서는 증상은 비슷했고 대장내시경상 깊은 궤양의 소견을 보였다(그림 2-6B). 혈액 배양에서 살모넬라종, Group D가 자랐기 때문에 장티프스균이 아닌 살모넬라 감염에 의한 급성 장염으로 진단할 수 있었다.

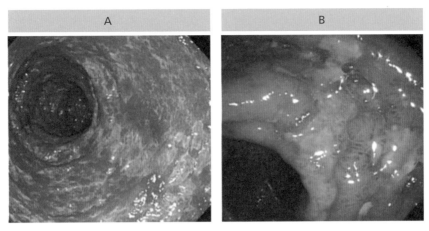

그림 2-6 급성 장염 대장내시경
장티푸스균에 의한 급성 장염(A)과 살모넬라 감염에 의한 급성 장염(B)

　만약 장염 증상이 2주 이상 계속된다면 만성 장염을 의심해볼 수 있다. 대개 세균성이나 바이러스성에 의한 급성 장염은 만성으로 넘어가지 않기에 감별이 된다. 만성 장염의 경우 급성 장염보다는 발열이나 급격한 설사 등이 없어 증상이 약하게 나타나지만 만성 장염은 낫기 어렵다는 문제가 있다. 따라서 만성 장염이 의심된다면 빨리 그 원인을 검사하여 치료방법을 찾는 것이 중요하다.

　급성 장염은 예방이 가장 최선의 방법이다. 손 위생을 철저히 해야 하며 모든 조리기구도 충분히 살균해야 한다. 또 음식도 세균이나 생성된 독성이 사라질 수 있도록 충분히 가열해서 먹어야 하며 독성이 있다고 생각되는 음식은 피해야 한다. 특히 노약자나 어린이 등 면역력이 약한 사람들이 걸리기 쉬우므로 각별히 유의해야 한다.

　급성 장염의 한 부류로 식중독이 있다. 식중독은 세균성 급성 장염의 한

종류라고 볼 수 있으며 여름에 세균이 침투한 음식을 잘못 먹어 생기는 대표적 질환이다. 대개 상한 음식을 먹은 후 3일 이내에 증상이 나타나며 고열과 복통이 심하게 나타난다면 식중독을 의심해볼 수 있다. 이러한 식중독은 단지 세균성 식중독만 있는 게 아니라 바이러스성 식중독도 있으며 병명에 나타나 있듯 음식 속에 이미 생성된 독성물질에 의해 발생할 수 있다.

식중독은 심할 경우 사망할 수도 있다는 뉴스가 가끔 나오고 있듯이 가볍게 생각하지 말고 여름철에는 특히 음식에 유의해야 한다. 날 것으로 먹는 회나 해산물을 특히 주의해야 하고, 햄버거 식중독 내지 김밥 식중독도 조심해야 한다. 과거 김해 냉면집의 식중독 사망사고에서는 냉면 위에 올린 계란지단에서 검출된 살모넬라균이 식중독의 원인으로 밝혀졌고, 최근 햄버거 사건에서는 햄버거에 들어가는 페티에서의 세균 독소가 문제가 되었다.

게실염이라는 질환이 있다. 게실은 곁주머니라는 가명이 붙은 구조로 장벽 일부가 근육의 약해진 틈을 타서 장막 쪽으로 탈출하여 생긴 변형이다. 대부분은 몇 개 안되는 산발적인 게실이 흔하고 별 증상이 없어 의미가 적지만 아주 드물게 다발성으로 많고(그림 2-7A) 이곳에 염증이 생긴 것을 게실염이라고 한다. 사실 대장경을 하다보면 게실은 매우 흔히 관찰되는 소견이다.

게실이 생기는 원인은 크게 선천성 게실과 후천성 게실로 나뉜다. 우리나라에서는 선천성 게실이 많은데 특히 상행결장에 많다(그림 2-7B). 서양에서는 후천성 게실이 많고 특히 하행결장에서 나타나는데(그림 2-7B) 식이섬유가 부족한 식단으로 인한 장운동기능 이상과 장내 유해균의 증가, 그리고 비만과 운동부족 등이 그 원인으로 거론되고 있다.

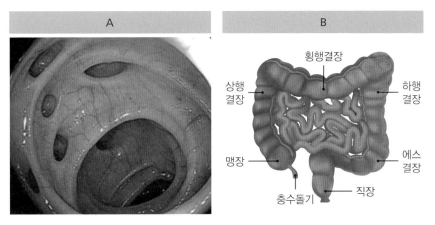

| A | B |

그림 2-7 다수의 게실이 보이는 내시경 소견(A)과 결장 위치(B)

게실이 있다고 무조건 치료를 해야 하는 것은 아니다. 관련 합병증이나 증상이 없다면 특별히 치료할 필요는 없다. 하지만 이러한 게실에 염증이 생겼다면 치료를 해야 한다. 게실 질환 중 가장 흔한 것은 '게실염'으로 주된 치료는 항생제 사용, 장 휴식, 복통 조절이다.

게실염의 증상으로 복부팽만감, 복통, 변비, 오한, 발열, 출혈 등이 나타날 수 있다. 이때에는 병원을 방문하여 항생제 처방을 받아야 한다. 항생제의 사용 기간은 7~10일이며 고열이 없거나 현저한 진단검사의학 또는 영상의학적 이상 소견이 없다면 입원이 필요치 않다. 입원시에도 합병증이 동반되지 않은 게실 질환의 경우 2~3일 경과한 후에 증상의 호전을 보이면 서서히 식이를 진행할 수 있고 음식을 섭취한 후에도 증상의 악화가 없다면 퇴원 가능하다. 보존적 치료에도 불구하고 48시간 이내에 호전되지 않고 악화되는 경우와, 악성과의 감별이 어려운 경우, 천공, 복막염, 농양형성, 누공형성, 장폐색 및 출혈 등의 합병증이 발생했거나, 게실염이 재발한 경우 등에서는 게실의 분포와 염증의 정도

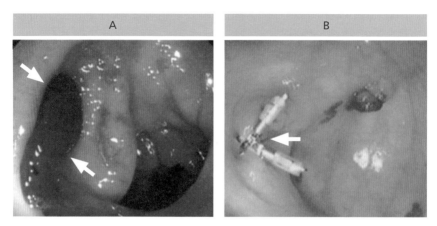

그림 2-8 게실 출혈의 내시경적 소견(A)과 클립 치료 후 지혈된 모습(B)

를 고려하여 외과에서 수술을 받게 되는 경우도 있다. 반복적인 게실 질환의 재발에 의한 섬유화 및 대장 협착이 발생한 경우에도 대장암과의 감별이 중요하며 수술적 치료가 필요하다.

게실 출혈은 많은 경우에서 저절로 출혈이 멈추게 되나 과도한 출혈이 동반된 경우에는 신속한 진단 및 치료 방향 결정이 매우 중요하다. 대장내시경, 복부 CT, 혈관조영술 등을 적절한 시기에 시행하여 그 결과를 정확히 파악하고 환자 상태까지 고려하여 치료를 결정해야 한다. 대장내시경으로 현성 게실 출혈을 발견하거나 육안적으로 혈관, 혈흔이 관찰되면 곧바로 내시경 시술로 치료하게 되는데 에피네프린 주사, 전기소작술, 밴드 결찰술, 피브린 주사, 지혈 클립 등을 사용할 수 있다(그림 2-8A, 2-8B).

혈관조영술로 출혈 게실을 찾은 경우에는 선택적 카테터 삽입으로 색전술을 시행하게 되는데 허혈성 합병증도 적어 안전하게 시행할 수 있다(그림 2-9A, 2-9B).

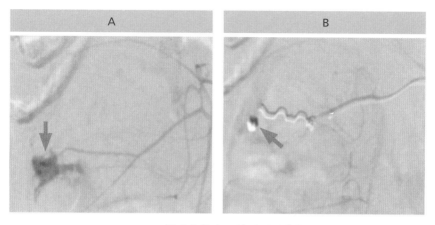

그림 2-9 혈관조영술상 게실 출혈(A)과 색전술 후 지혈된 모습(B)

다음으로 드물게 발생하는 합병증으로 게실 천공(그림 2-10)이 있다. 농양 등의 복강 내 감염을 동반하게 되므로 정도를 정확히 파악하기 위해 복부 CT 를 시행하고 그 결과에 따라 항생제, 농양 배액술, 수술 치료 등을 고려한다. 한편 복막염까지 진

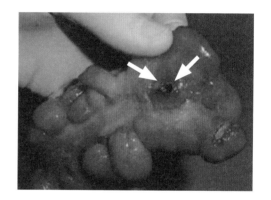

그림 2-10 게실 천공 부위

행하지 않은 경우에는 내과적 치료만으로 호전될 수 있으므로 환자의 경과를 자세히 추적 관찰하면서 추가적인 수술 치료 방법 여부를 결정해야 한다.

게실 출혈은 종종 아스피린이나 비스테로이드성 항염증제, 항혈전제 복용에 의해 유발될 수 있으므로 게실 출혈이 의심되면 잠시 이러한 약제들을 중지해야 한다.

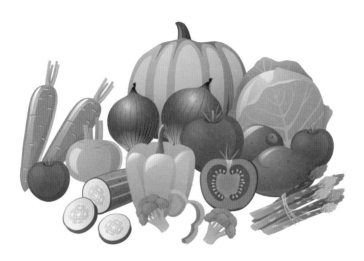

그림 2-11 식이섬유가 풍부한 식품들

게실 질환의 예방을 위해 식이섬유가 풍부한 음식을 많이 먹는 것이 중요하며(그림 2-11) 식이섬유가 풍부한 식이는 재발성 급성 대장 게실 질환의 예방에 효과가 있으므로 충분한 섭취를 권장하고 있다. 비만과 흡연은 게실 질환의 합병증 발생을 증가시키는 위험인자로 작용하므로 운동 및 체중 감량과 금연을 권고한다.

최근에는 항생제, 좋은 장내세균이 들어있는 유산균 약제가 효과적일 것으로 생각하고 있는데, 게실염 치료 후 리팍시민을 투여하면 재입원율을 50%, 재발성 게실 질환을 73% 감소시킨다는 보고가 있다. 요약하면 풍부한 식이섬유 섭취, 체중 감량, 금연, 항생제, 유산균제제가 재발을 예방하는 데 효과적일 수 있다.

한편 만성 장염의 대표적 질환으로 만성 염증성 장 질환이 있다. 과거에는 결핵성 장염이 대부분이었지만 현재는 결핵성 장염은 거의 없고 대신 크론병과

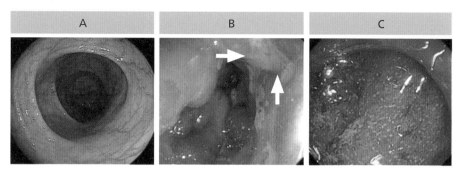

그림 2-12 정상 대장경 소견(A)과 깊은 궤양이 있는 크론병(B),
얕은 미란 밑 염증이 있는 궤양성 대장염 소견(C)

궤양성 대장염이 대부분을 차지하고 있다. 이들은 소장 및 대장에서 발생하는 만성 재발성 염증 질환인데 면역반응 조절이상이 중요한 병인이다.

과거에는 크론병 환자의 절반이 수술을 하는 등 그 예후가 좋지 않았지만 최근에 이에 대한 활발한 연구를 통해 염증성 장 질환과 관련이 있는 사이토카인이나 세포들이 밝혀지면서 장내 염증과 관련된 특정 분자나 경로를 선택적으로 공격하는 여러 생물학적 제제가 개발되어 그 예후가 많이 좋아졌다.

크론병은 입에서 항문까지 소화기관 전체에 발생할 수 있으며 깊은 궤양을 유발하는 만성 염증성 장 질환(그림 2-12B)으로 주 증상은 복통, 체중 감소, 설사이며, 주로 10∼20대의 젊은 연령에 발생하여 평생 지속되고, 장관 협착, 누공, 천공 등의 합병증을 유발한다.

크론병의 발병에는 유전적 요인과 환경적 요인 등이 복합적으로 작용하는 것으로 추정되나, 아직 그 병인은 명확하지 않다. 크론병은 주로 서구 선진국에 흔한 질환으로, 우리나라를 비롯한 동양에는 매우 드문 질환이었다. 그러나 최근 우리나라를 비롯한 동양권의 역학 연구를 살펴보면 크론병의 발병률은 지속적으로 증가하는 추세를 보이고 있다.

　궤양성 대장염은 대장의 점막 또는 점막하층에 국한된 염증(그림 2-12C)을 특징으로 하는 원인불명의 만성 염증성 장 질환으로, 호전과 악화가 반복되는 혈성 설사와 대변 급박감 및 복통 등이 주 증상이다.

　궤양성 대장염은 유전, 환경 요인이 복합적으로 작용하여 발생하며, 전 세계적으로 분포하지만 북미와 북유럽에서 가장 많이 발생한다. 인종별로는 유태인과 코카시안에서 많이 발생하고 동양인에서는 상대적으로 드물었다. 하지만 최근에는 남유럽과 우리나라를 포함하는 아시아 국가, 그리고 다른 개발도상국에서도 발병률이 증가하고 있는 바 주된 이유로는 식단의 서구화로 생각되고 있다.

　궤양성 대장염은 대장 점막에 다발적으로 궤양이 생기므로 충혈되어 붓고 출혈을 일으키는 만성 염증성 장 질환이다. 처음에는 항문과 직장염에서 시작하여 점점 대장 전체로 퍼지는 특징이 있다. 관련 증상으로 피가 섞인 점액질의 묽은 변을 볼 수도 있으며 설사, 복통 등이 동반될 수 있다. 또한 출혈이 심할 경우 빈혈이 나타날 수 있으며 체중 감소와 말초 부위 관절염 및 강직성 척추염이 발생할 수도 있다. 직장에만 염증이 있을 경우 치료 효과가 좋지만 그 이상으로 번졌을 경우 병원 치료에 따라 증상의 악화와 호전이 반복되는 경향이 있다. 증상이 호전되었을 경우 때로는 상당히 오랜 기간 동안 증상이 나타나지 않는 사람도 있다. 이와는 달리 약물 치료를 진행하여 증상이 나아져도 3년 안에 재발할 가능성이 약 75%나 될 정도로 높다고 알려지기도 했다.

　하지만 2009년 노르웨이에서 보고한 궤양성 대장염의 임상적 경과(그림

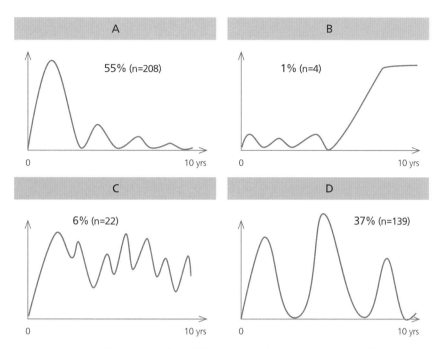

그림 2-13 노르웨이 연구팀이 분석한 10년에 걸친 궤양성 대장염의 임상적 경과

2-13)를 보면 매우 희망적임을 알 수 있다. 구체적 내용을 살펴보면 처음 임상적 증상이 심하다가 지속적으로 양호한 양상을 보이는 분들이 55%로 높고(그림 2-13A), 처음에는 약하다가 점점 심해지는 분들이 1%(그림 2-13B), 6%는 지속적으로 심한 임상 양상을(그림 2-13C), 37%는 간헐적으로 증상이 재발하는 양상을 보였다(그림 2-13D).

처음 궤양성 대장염으로 진단된 후 45%가 지속적으로 치료가 필요하고 안심할 수 없는 양상을 보이는 것으로 보통의 희귀 난치병으로 알고 있는 다른 질병보다는 양호함을 보여준다.

크론병과 궤양성 대장염은 재발이 많고 합병증의 가능성이 있기 때문에 희귀 난치성 질환으로 분류되어 국가에서 관리하고 있는 질환이다. 하지만 현재 약제 개발이 많아지면서 적절한 약물 치료 등 병원 치료를 잘 받으면 증상이 완화되고 정상적 삶을 영위할 수 있기에 희망을 잃어서는 안 된다.

4

위장관 운동과 관련 있는 기능성 위장관 질환

· · ·

우리 주변에서 속이 불편한 사람들을 쉽게 발견할 수 있다. 사람에 따라 차이가 있지만 식후에 체한 듯한 느낌, 소화가 잘 안 되고 속이 더부룩하거나 쓰린 통증 등의 증상을 호소한다. 이런 증상이 나타나는 사람들은 대부분 배에 가스가 차는 증상이 동반되는데 트림이 자주 나온다든지 상복부 팽만감이 나타난다든지 악취가 나는 방귀가 자주 나오는 등의 증상을 호소한다.

증상이 좀 더 깊어진 사람들은 복부팽만감과 더불어 불쾌감, 명치 통증, 메스꺼움, 심지어 두통과 만성 피로 등까지 겪게 된다. 이런 증상들은 일상생활에 큰 불편을 야기하므로 병원에 가서 이런저런 검사를 받아보게 되는데 이때

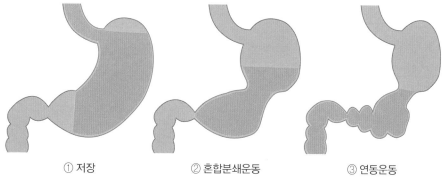

① 저장　　　　　② 혼합분쇄운동　　　　　③ 연동운동

그림 2-14 위 운동으로 인한 소화과정

특별한 문제가 없다고 진단받는 사람들이 의외로 많다. 나는 분명 문제가 있는 것 같은데 병원에서는 이상이 없다고 하니 난처한 노릇이 아닐 수 없다.

　　그렇다면 검사에도 이상이 없는데 이러한 증상들은 왜 나타나는 걸까? 가장 먼저 의심해 볼 수 있는 것은 기능성 소화불량증을 포함한 기능성 위장관장애다. 만약 위와 같은 증상들이 6개월 이전에 시작했고 최근 3개월 이상 지속되는데도 검사에서는 특별한 이상이 발견되지 않는다면 병원에서는 기능성 위장관장애로 진단내릴 가능성이 높다.

　　기능성 위장관장애란 기관의 구조적인 이상은 없는데 위와 장의 운동 기능이 저하되어 소화에 문제가 발생했거나 예민한 내장감각 때문에 통증에 예민해진 질환을 뜻한다. 위와 장에서 이루어지는 소화는 단지 소화효소의 분해작용만으로 이루어지지 않는다. 위에 도달한 음식물은 음식물의 종류에 따라 2~6시간 정도 머무르게 되는데 이때 음식물을 섞어주는 혼합분쇄운동이 일어나 음식물이 더 잘 소화되도록 돕는다. 또 어느 정도 분해가 일어나면 아래에 있는 소장으로 음식물을 이동시켜야 하는데 이때 음식물을 이동시키는 연동운동에 의해

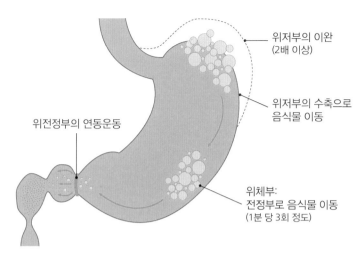

위저부의 이완
(2배 이상)

위저부의 수축으로
음식물 이동

위전정부의 연동운동

위체부:
전정부로 음식물 이동
(1분 당 3회 정도)

그림 2-15 식후 위에 나타나는 생리적 반응

음식물은 아래로 이동하게 된다(그림 2-14).

　　이러한 소화과정을 위의 생리적 측면에서 자세히 보면 먼저 두 배 이상 이완된 위저부에 음식물이 머무르면서 위액과 섞여야 한다. 이후 위저부의 수축으로 미즙상태인 음식물이 위체부로 이동하면서 더욱 분쇄가 되어 알갱이가 2mm이하로 작아진 후 십이지장으로 이동한다(그림 2-15). 그런데 스트레스를 많이 받은 후 일어나게 되는 자율신경 부조화와 함께 호르몬의 조화가 깨지면 위의 각 부분에서의 이런 과정들이 적절히 일어나지 않는다. 이 경우 음식물은 소화가 덜 된 상태에서 위에 정체해 있을 수밖에 없다.

　　위는 어떻게든 이 답보된 과정을 극복하려고 수축운동을 강하게 하는데, 이때 우리는 명치 부분이 돌덩이처럼 굳어지는 듯한 증상을 느낀다. 또한 삼킨 공기나 탄산수에서 발생한 이산화탄소 등이 위에 꽉 차게 되면 상복부가 빵빵해

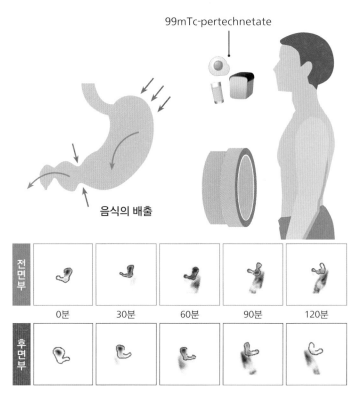

99mTc-pertechnetate

음식의 배출

전면부

| 0분 | 30분 | 60분 | 90분 | 120분 |

후면부

그림 2-16 위배출 정도를 측정하는 핵의학검사

지는 느낌이 들며 이것이 원인이 되어 잦은 트림 또는 불쾌감, 더부룩함, 명치 통증, 메스꺼움 등의 증상을 느끼게 된다. 그런데 재미있는 것은 이러한 과정이 적절히 일어나고 있는데도 내장감각이 예민해지면 우리 뇌는 현재 위에서 문제가 발생하여 소화가 안 되고 있다고 느낀다는 것이다.

위에서의 음식이 소화되어 십이지장으로 배출되는 시간을 측정하는 검사로 위 배출기능을 측정하는 핵의학 검사(그림 2-16)가 있는데 보통 정상 범위가

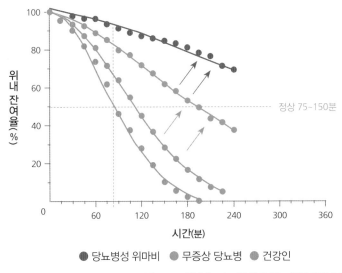

그림 2-17 위배출 정도를 측정하는 핵의학검사의 정상 범주

75~150분이다(그림 2-17). 그런데 기능성 소화불량증으로 고생한 사람중에서 59% 정도만 그 배출시간이 늦어지는 것을 알 수 있다. 그럼 나머지는 어떻게 설명할 수 있을까?

　　식후 음식물 위내 분포의 이상으로 설명할 수 있다. 즉 위저부의 이완장애가 일어나면 우리는 매우 답답해지면서 두통이 일어나고 꽉 막히는 증상을 느끼는데 음식물은 소화액과 고루 섞이지 못한 채 위체부로 이동하게 되는 것이다. 이런 경우는 흔히 식사를 거의 못하기에 체중이 급격히 빠져서 가끔은 생명의 위협을 느끼게 된다. 이때는 억지로 식사를 하려고 하기 보다는 위 기저부를 이완시키는 약을 복용하면서 영양가가 높게 상품화된 엔거버나 하모닐란과 미음 등 유동식을 시도하는 것이 중요하다.

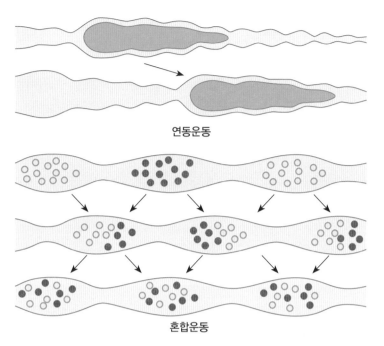

연동운동

혼합운동

그림 2-18 소장의 연동운동과 혼합운동

    장에서도 위에서와 같이 혼합운동과 연동운동이 일어나면서 음식물의 소화를 돕는다(그림 2-18). 그런데 이 운동이 적절히 일어나지 않으면 음식물의 정체현상이 생기면서 장내세균의 분해로 가스가 발생하고 소화불량 증상들이 나타나게 된다.

    이처럼 소화의 과정에서 나타나는 대부분의 증상은 위장관운동의 장애로 인해 발생하는 불규칙한 연동운동 그리고 예민한 내장감각 때문에 나타나는 현상이라고 볼 수 있다. 그렇다면 위장관운동의 장애현상은 왜 생기는 걸까? 위와 장의 운동은 자율신경의 지배를 받고 내장신경에 의해 근육이 움직이게 되는데 이 자율신경에 문제가 생길 때 위장관운동의 장애현상이 발생하게 된다.

인간의 신경은 크게 중추신경(뇌와 척수)과 말초신경으로 나눌 수 있으며 말초신경은 다시 뇌의 지배를 받으며 움직이는 감각신경과 운동신경(주로 근육에 분포)이 있고 반대로 직접적인 뇌의 지배를 받지 않으면서 자율적으로 움직이는 자율신경이 있다. 이러한 자율신경은 주로 인간의 내장기관에 분포하면서 내장기관이 스스로 움직이도록 하는 역할을 하게 되는데 어떤 이유로 자율신경에 문제가 생기면 내장기관의 운동기능에도 문제가 생기는 것이다.

자율신경에 문제가 생기는 원인으로 지나친 스트레스와 불규칙한 생활습관을 들 수 있다. 자율신경은 교감신경(흥분 상태일 때 활성)과 부교감신경(안정 상태일 때 활성)의 균형으로 작동되는데 낮에 일할 때는 주로 교감신경이 활성화되고 밤에 쉴 때는 주로 부교감신경이 활성화되는 식이다. 그런데 지나친 스트레스와 불규칙한 생활습관은 이 균형을 무너뜨리면서 자율신경에도 문제를 일으키는 것이다. 지나친 스트레스의 경우 흥분 상태가 지속되므로 교감신경만 계속 활성화된 상태가 되는 것이고, 불규칙한 생활습관의 경우 교감신경과 부교감신경의 균형을 깨트릴 가능성이 높다.

따라서 이러한 소화불량을 해결하기 위해서는 약에만 의존할 것이 아니라 자신의 스트레스 강도와 생활습관을 돌아보고 문제가 발견되면 이를 교정하는 것이 빠르고 근본적인 치유에 도움이 될 것이다.

5

약을 먹어도 낫지 않는
과민성장증후군

. . .

　　　　　　　　　　　　　　　　장 질환 중 가장 괴로운 질병 중 하나를
꼽으라고 하면 과민성장증후군을 들 수 있을 것이다. 왜냐하면 아무리 수를 써
도 낫지 않으면서 끊임없이 인간을 괴롭히는 질병이기 때문이다. 처음 이 질환
에 걸린 사람은 단순 장 질환으로 오해하고 이 병원 저 병원 다니며 약을 먹기 시
작한다. 그런데도 불구하고 전혀 나을 기미를 보이지 않아 오랫동안 힘든 시간
을 보낸 후에야 비로소 과민성장증후군이란 진단을 받게 된다. 그렇다면 도대체
과민성장증후군이란 무엇이기에 병원 약으로도 잘 낫지 않으면서 이토록 인간
을 괴롭히는 걸까?

　　　과민성장증후군은 복통, 복부불편감, 변비, 설사 등의 증상이 6개월 이전

에 발생했고 최근 3개월 이상 지속될 때 진단받게 된다. 즉 과민성장증후군이라고 진단되려면 6개월 이상의 관찰 기간이 필요한 것이다. 이러한 기준 역시 로마 기준 IV에 근거하고 있다.

즉 평균 1주일에 1회 이상의 복통이 최소 6개월 전에 발생하여 최근 3개월 간 존재하며 그 복통이 1) 배변과 연관성이 있고, 2) 배변 횟수의 변화와 동반, 3) 대변 형태의 변화와 동반 등 세 가지 기준 가운데 두 가지 이상을 만족하는 경우 과민성장증후군으로 진단한다.

이러한 과민성장증후군 진단에 전제되는 조건으로는 대장경 내지 대변 검사상 특별한 이상이 없어야 한다는 것이다.

특히 대변 형태가 브리스톨(Bristol) 대변 점수 1 또는 2에 해당하는 딱딱한 변이 전체 배변 가운데 25% 이상에서 나타나는 동시에 6 또는 7에 해당하는 설사 형태의 무른 변이 전체 배변 가운데 25% 미만인 경우 변비형 과민성장증후군으로 진단할 수 있다(그림 2-19).

또한 설사형의 과민성장증후군은 대변의 형태 6,7이 25% 이상이면서 1,2는 25% 미만이어야 하고, 혼합형 과민성장증후군은 1,2와 7,8 모두 25% 이상이면서 한시점에서 왔다 갔다 하거나, 또는 어느 시점에서는 1,2가 나타나다가 어느 시점에서는 7,8이 나타나는 경우를 일컫는다.

이러한 임상 증상과 대변의 관찰 외에 과민성장증후군을 확정짓는 별도의 검사가 있는 것은 아니다. 외래를 방문한 환자를 보면 이러한 관찰을 세세하게 하여 25%라고 말하는 분은 매우 깨끗하게 진단이 되기도 하지만 증상이 애매하고 자세히 기술하기 힘들어하는 분들도 많다. 검사를 통해 의사가 진단을 해주지 못하기 때문에 질환이나 병이라고 부르지 않고 증후군이라고 한다.

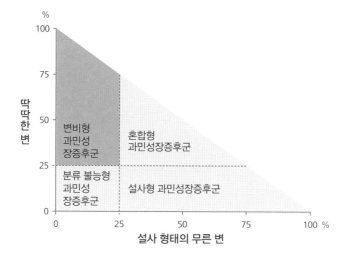

Type 1	마치 견과류처럼 딱딱하게 분리된 덩어리들(배변하기 어려움)		**Type 5**	작고 둥근 덩어리지만 윤곽선이 명확함
Type 2	울퉁불퉁한 소세지 형태		**Type 6**	훌훌 불면 날아갈 것 같은 덩어리들에 윤곽선이 명확치 않은 곤죽 형태
Type 3	소세지 형태지만 밖에 금이 가 있는 형태		**Type 7**	물, 고체없음, 그냥 물
Type 4	소세지나 뱀을 닮았고 매끄럽고 부드러움			

그림 2-19 브리스톨 대변 도표

과민성장증후군의 병명 앞에 '과민성'이란 단어가 붙는 이유는 이 질환이 스트레스를 일으키는 정신적 원인이나 불안정한 환경적 원인에 의해 증상이 더욱 악화되기 때문이다. 또한 실제 직장에 풍선을 넣은 후 압력을 높여 그 증상을 유발하는 바로스탯(Barostat) 테스트를 해보면 정상인 분은 30mmHg로 압력을 높여야 불편하다고 표현하지만 과민성장증후군 환자는 30mmHg 미만에서 통증을 호소하면서 괴성을 지르는 경우도 많아 과민(Sensitive)하다고 하는 것이다. 과민성장증후군은 대장암이나 소화성궤양처럼 그 원인과 병태생리가 아직까지 명확하게 밝혀지지 않았으나 그럼에도 불구하고 다음과 같은 병인, 병태생리 내지 발생기전을 가지고 있다.

여러 가지 기전이 혼합되어 나타나는데 그 근저에는 우리가 의식하지 못하는 정신적인 스트레스가 작용하는 경우가 많다. 현재까지 중요하게 생각되는 병태생리로는 내장과민성, 뇌-장관 상호작용, 감염 후 과민성장증후군에서 관찰되는 저(低)도의 염증 혹은 미생물 환경 변화와 연관된 면역반응 이상, 장내세균의 이상, 유전 소인 등이 있으며 또한 정신사회적 요인이 있다.

(1) 내장과민성

내장과민성은 과민성장증후군의 모든 환자에서 나타나는 것은 아니고 대체적으로 약 반수정도 나타나는데, 남녀 간 젠더 차이에 따라 달라서 여자에서 직장 확장 시 불편감 역치가 유의하게 낮았다는 연구가 있다. 내장과민성의 유발인자로 심리적 스트레스, 장관의 염증 등이 있는데 과민성장증후군 환자에서 위장관을 조절하는 자율신경계는 감정상태, 우울증이나 불안증에 의해 영향을 받는다고 알려져 있다.

(2) 뇌-장관 상호작용

위장관은 구심성 척수신경과 구심성 미주신경의 이중신경 구조를 통해 중추신경계로 신호를 전달하고, 이러한 신경의 전달은 원심성 신호전달 체계를 통해 위장관의 운동기능이나 장내 면역체계 등에 변화를 일으켜 결과적으로 다양한 기능성 위장관 질환을 유발하게 된다. 과민성장증후군에서는 이러한 신경 체계 조절의 이상, 장운동성의 변화, 내장 감각능의 항진이 특징적 소견이다.

(3) 감염 후 과민성장증후군

감염성 위장염은 감염 후 과민성장증후군의 중요한 원인인자로 알려져 있으며, 발병의 위험인자로는 감염성 위장염의 중증도, 젊은 나이, 여성, 정신적 질환의 이환 유무 등이 알려져 있다. 감염 후 과민성장증후군의 발병기전은 점막 손상과 장투과성의 증가, 비만세포의 활성화와 염증성 사이토카인의 증가에 의한 만성 염증이 지속적인 내장과민 현상과 위장관 운동장애를 유발하는 것으로 생각된다.

(4) 면역반응 이상

자연면역 및 획득면역 등의 면역반응 이상으로 위장관 점막에 저등급 염증반응이 발생하고 면역작용과 감각 수용체와의 상호작용으로 위장관의 감각이상이 발생한 환자들에게 복통 또는 복부 불편감 및 위장관 운동이상 등 증상이 생긴다고 추론되고 있다.

(5) 장내세균의 이상

장내세균은 장의 정상적인 생리 및 면역조절에 중요한 역할을 하는데, 이런 장내세균의 이상으로 인해 과민성장증후군이 발생할 수 있다. 즉 장내세균에 의한 장운동이상, 면역활성화, 그리고 비정상 발효 등이 복부팽만감이나 방귀 증상을 유발하면서 과민성장증후군의 발생에 관여할 가능성이 있다.

(6) 유전적 이상

많은 연구들에서 과민성장증후군 환자의 가족 내에서 유병률이 더 높음이 확인된 바 있다. 유전적인 요소들과 관련하여 최근까지 밝혀진 과민성장증후군의 발현과 관련된 유전자에는 세로토닌 수송체(Serotonin Transporter), 5-HT2A 수용체(5-HT2A Receptor), 노르에피네프린 수송체(Norepinephrine Transporter), IL-10 등이 있으며 여러 연구들에 의해 이와 관련된 유전적 다형성이 밝혀져 있다. 즉 과민성장증후군에 잘 걸릴 수 있는 성향이 있는 사람이 있고 이는 가족내에서 그 유전적 성향이 비슷하여 더 자주 발생할 수 있다는 근거가 된다.

(7) 정신사회적 요인

정신사회적 요소나 스트레스는 복합적으로 상호작용하여 과민성장증후군의 발생, 악화 및 지속화에 중요한 역할을 할 것으로 생각되고 있다. 어린 시절의 경험, 성인기의 스트레스, 사회적 지지, 다른 사회적 학습경험들은 장운동이나 내장감각과 같은 생리적 기능뿐만 아니라 심리적 고통, 정신과적 질환, 건강에 대한 개념 및 대처전략 등에도 영향을 미치는 것으로 알려져 있다.

이상으로 보아 과민성장증후군은 인간의 정신작용과 관계가 있으면서 장의 불편감을 일으키는 어떤 불확실한 질환이라고 할 수 있다. 결국 과민성장증후군은 진단기준이 고혈압이나 당뇨 같이 어떤 확실한 검사 기준에 의해 이루어지는 것이 아니라 증상에 의존하기 때문에 객관성이 떨어지고 그러다보니 원인에 대해서도 정확한 접근을 하기 힘들다. 과민성장증후군의 치료가 어려운 까닭이 바로 여기에 있다.

이 문제를 개선하기 위해 서구 선진국 및 우리나라 학회가 부단한 노력을 하고 있고 점차 그 병인이 밝혀져 가고 있으나 이것이 뚜렷한 치료로 연결되지 못하고 대개의 경우 증상 완화를 위한 약제 개발로 그치는 경우가 많다. 즉 사람마다 그 증상도 다르고 기전이 달라 과민성장증후군의 치료제 역시 표준화되어 나오기 어렵다.

상황이 이렇다보니 어느 병원에서 과민성장증후군의 치료를 잘한다는 소문이 나면 그곳으로 몰려가는 현상들이 반복되고 있다. 병원 치료가 잘 되지 않으니 온갖 민간요법들이 무성하게 발달되어 있는 것 역시 과민성장증후군의 특징적 현상이다.

그렇다면 과민성장증후군의 치료 방법은 찾기 어려운 것일까? 이와 관련하여 과민성장증후군의 치료에 성과를 보인 연구결과가 있다. 중앙대병원 소화기내과 최창환 교수 연구팀은 국내 16개 병원에서 과민성장증후군 환자(비설사형) 286명을 대상으로 '프로바이오틱스'와 '위장관 기능 개선제'를 함께 4주간 투약하는 임상실험을 시행하였다. 그 결과 시험군은 53.6~55.2%, 위약군은 35.1%의 호전의 차이를 보였다(Neurogastroenteroloogy and Motility 2015;27:705-716).

물론 이 실험의 결과가 50%대의 성공률을 보여 높은 기대치를 얻은 것은 아니지만 나름 유의미한 성과를 거둔 것은 사실이다. 이 결과를 통하여 유산균 섭취와 장운동 기능 개선이 과민성장증후군 환자의 치료에 어느 정도 도움이 된다는 사실을 유추해볼 수 있다.

그럼에도 불구하고 나머지 40%가 넘는 환자들에게 도움이 되지 않은 까닭은 정신적인 문제에서 찾을 수 있다고 생각된다. 결국 과민성장증후군이란 병명에서도 알 수 있듯 이 질환은 정신적 작용과 관계가 있기 때문에 정신적 문제까지 함께 치료하지 않으면 안 된다는 것을 보여주고 있는 것이다. 이를 증명이라도 하듯 무려 35%의 환자들이 위약을 투여 받았음에도 불구하고 증상이 나아진 것이 이를 대변하고 있지 않은가.

6

대장 용종과 선종, 그리고 암 사망률 1위 대장암

. . .

우리나라의 대장암 발생률이 세계 1위라는 사실이 발표되면서 많은 사람들이 대장내시경 검사를 받고 있다. 국가에서도 대장암 검진을 위해 대장내시경 검사를 권장하고 있다. 이렇게 대장내시경 검사를 받다보면 용종이 몇 개가 있고 몇 개를 제거했다는 이야기를 듣게 된다. 어떤 경우 선종이 발견되었다며 가슴을 쓸어내리기도 한다.

그렇다면 용종과 선종이란 대체 무엇일까?

먼저 용종은 대장 점막의 일부가 마치 혹처럼 툭 튀어나온 조직을 말한다. 일반적으로 성인 세 명 가운데 한 명 정도 대장 혹이라 불리는 대장 용종이 생기는 것으로 알려져 있다. 그런데 대장암의 80~95%가 바로 이 대장 선종성 용종

(그림 20A,E)에서 발생하기 때문에 대장경을 하면서 용종찾는 것에 집중하는 것이다.

한편 여러 종류의 용종 중에 약 75~80%가 선종성 용종으로 밝혀졌기 때문에 대장내시경을 하다가 선종 가능성이 높은 용종을 찾으면 즉시 제거하는 것이 필요하다. 특히 조직검사만 하고 제거하지 않았는데 조직검사 결과 선종성 용종으로 진단된 경우 다시 제거하러 들어가야 하는 어려움을 없애기 위함이기도 하다. 특히 대장경이 깨끗하게 되려면 장세척이 중요한데 이 장세척이 매우 어렵다.

용종이 발견되었다고 해서 무조건 걱정할 필요는 없다. 모든 용종이 암으로 발전되는 것은 아니기 때문이다. 그렇다면 용종의 종류에 대해 민저 알아보기로 하자.

용종은 조직학적 종류에 따라 선종성 용종(그림 2-20A, 2-20E), 염증성

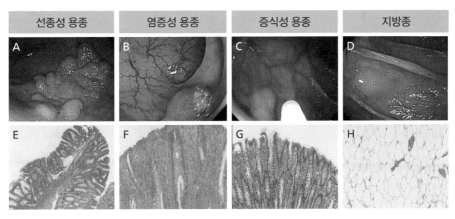

그림 2-20 네 가지 대표적 대장 용종의 내시경적 소견과 조직학적 소견

용종(그림 2-20B, 2-20F), 증식성 용종(그림 2-20C, 2-20G), 지방종(그림 2-20D, 2-20H) 등으로 나누어진다.

지방종은 그야말로 지방조직이 발달하면서 생기는 용종으로 굳이 제거가 필요없다.

염증성 용종은 장에 염증이 생겼다가 나아지는 과정에서 점막이 돌출되어 생긴 것이다. 주로 만성 염증성 장염에 흔한데 가끔 급성 장염을 심하게 앓고 나면 발생하기도 한다. 따라서 단순한 염증성 용종이 확실하면 모두 제거할 필요는 없다.

증식성 용종은 세포가 자라고 죽는 과정에서 비정상적으로 죽지 않고 오히려 과성숙 상태가 되어 혹처럼 남아 있는 용종이다. 정상적인 대장 점막에 한 개로 나타나거나 다발성 상태로 발생하고 또 표면이 매끈한 모양으로 나타나는 것이 전형적 증식성 용종의 특징이다. 하지만 증식성 용종은 선종성 용종과 내시경적으로는 감별이 안되는 모습을 보이기도 하고 특히 가볍게 보이는 톱니상 선종(Serrated Adenoma)과 감별이 어렵기에 조직검사를 하면서 제거하는 것이 바람직하다.

지방종과 염증성 용종, 증식성 용종 등은 암으로 발전할 가능성이 매우 낮아 걱정하지 않아도 되지만 선종성 용종은 다르다. 그대로 놔두면 암이 될 수 있는 성질을 가진 용종이기 때문이다.

선종은 비정상적인 상피세포가 증식한 것으로 실제 대장암의 80～95%는 이 선종에서 발생한다고 보고되어 있으며 선종에서 대장암으로 진행하는 데 걸리는 시간은 약 5~10년이라고 알려져 있다. 이러한 선종에도 분류가 있는데 혹

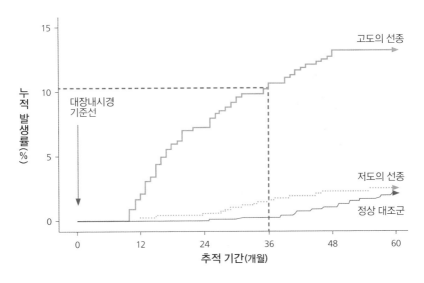

그림 2-21 고위험도 선종에서의 높은 재발률

의 크기에 따라 1~3기 선종으로 분류된다.

선종의 크기가 1cm 미만이라면 선종 1기에 해당한다. 선종의 크기가 1cm 이상이라면 선종 2기에 해당하며 0.5cm 미만의 대장선종이 1cm 크기로 자라는 데 약 2~3년 정도 걸린다고 한다. 이제 선종이 딱딱해지는 단계로 넘어가면 선종 3기가 되었다고 보는데 다행히 선종 3기까지는 암 전단계로 판단하기 때문에 대장 용종제거시술만으로 깨끗하게 치료하는 것이 가능하다.

이러한 분류 외에 최근 더 많이 사용하고 있는 고위험도 선종의 분류가 있다. 진행성 선종의 고위험군 즉 1) 처음 진단 시 선종의 크기 1cm 이상, 2) 세 개 이상의 다발성 선종, 3) 조직학적 소견상 고(高)도의 이형성증(High-Grade Dysplasia), 융모성 성분(Villous Component)이 25% 이상인 선종, 톱니상 선종이 해당한다. 이들 고위험군에서는 높은 재발 위험성으로 짧은 간격의 추적검사가

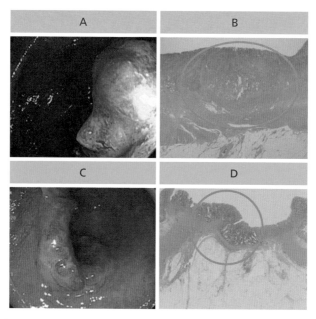

그림 2-22 대장암의 내시경 소견(A, C)과 조직학적 소견(B, D)

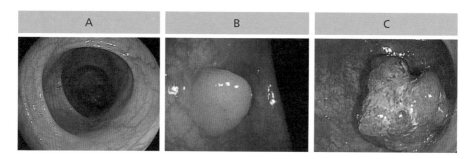

그림 2-23 정상(A)-선종(B)-대장암(C) 진행

필요하다.

    강남건증센터에서 발표한 자료에 의하면 이러한 고위험도 선종에서는 30개월 이후 선종의 재발률이 10%나 되었다(그림 2-21). 이에 반하여 고도가 아

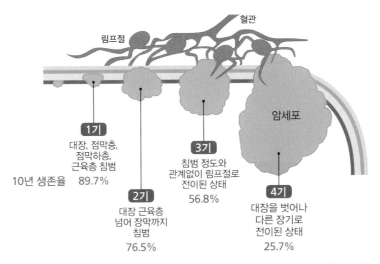

림프절

암세포

1기
대장, 점막층,
점막하층,
근육층 침범

10년 생존율   89.7%

3기
침범 정도와
관계없이 림프절로
전이된 상태

56.8%

2기
대장 근육층
넘어 장막까지
침범

76.5%

4기
대장을 벗어나
다른 장기로
전이된 상태

25.7%

그림 2-24 대장암의 도식적 분류와 10년 생존률

닌 저도의 선종에서는 그 재발률은 2% 미만으로 매우 낮기 때문에(그림 2-21) 고
위험도의 선종보다는 긴 주기로 검사를 받으면 되겠다. 보통의 경우 50세 이상
에서 5년 간격으로 검사를 받아보라고 하는데 선종이 발견되었다면 선종의 위험
도에 따라 대장내시경 검사의 주기를 조절해야 한다.

대장암이란 대장이나 직장의 점막에서 발생하는 악성종양을 뜻한다(그림
2-22). 대장경으로 병변 형태를 보고 거의 진단할 수 있으나(그림 2-22A, 2-22C)
반드시 조직검사로 확진되어야 한다(그림 2-22B, 2-22D).

80~95%에서는 선종성 용종을 통하여 대장암이 발생하는데(그림 2-23)
반해 10~15%는 점막에서 곧바로 암이 발생하기도 한다. 그런데 선종에서 발생
하는 암이 비교적 느리게 진행되는 것과 달리 점막에서 곧바로 발생한 암은 비
교적 빠른 속도로 진행하는 경향이 있기 때문에 특별히 조심해야 한다.

대장암은 악성종양이 침범된 정도에 따라 1~4기로 구분할 수 있다[*](그림 2-24).

대장암 1기는 대장 근육층 이내에 암이 머물고 있는 경우다. 이 시기에 암을 발견하면 10년 생존율이 약 90%에 달하므로 이런 조기암을 발견하기 위해서 규칙적 대장내시경 검사를 하는 것이다. 대장암 2기는 암이 대장 장막까지 침범해 있는 경우다. 또 대장암 3기는 암이 림프절까지만 전이되어 있는 상태다. 대장암 2기와 3기도 10년 생존율이 약 50~80%에 달해 희망을 가질 수 있다. 하지만 대장암 4기는 암이 각종 장기에 전이되어 있는 상태로 이 경우 10년 생존율이 30% 이하로 떨어져 예후가 매우 나쁜 상황이다. 역사적으로 미국의 명배우 오드리 햅번과 아프리카에서 활동한 이태석 신부님이 대장암을 늦게 발견하여 사망한 경우다.

대장암은 크게 오른쪽 결장에 암이 생기는 경우와 왼쪽 결장에 암이 생기는 경우로 나눌 수 있다. 두 경우에 나타나는 증상이 다른데 오른쪽 결장암의 경우 소화 장애, 검붉은 색의 변, 복통, 어지러움, 숨이 차는 증상 등을 느끼게 된다. 암 덩어리가 커질 경우 우측 복부에 암 덩어리가 만져지기도 한다.

반면 왼쪽 결장암의 경우 주로 변과 관련된 증상이 먼저 나타나게 되는데 피나 핏덩어리가 섞인 변, 가느다란 변, 점액 변, 배변 시의 복통 등의 증상이 나타난다. 특히 전체 대장암의 60~70%가 에스결장, 직장 등에서 나타나는데 직장의 경우 손가락을 넣어 혹을 확인할 수 있기도 하다.

---

*   **중앙일보 2016.03.03. 대장암 4기는 '말기암' 아니다…치료 환자 4명 중 1명이 완치**

대장암에도 성별차이(성차)가 있다. 대장암은 전반적으로 남성에서 여성의 두 배가 발생하는데 오른쪽 결장암은 여성과 남성이 거의 비슷하게 발생하는 반면 왼쪽 결장암은 70~80%가 남성에서 빈번하게 발생한다.

우리나라에서 대장암의 치료는 아주 조기일 경우에는 내시경적 시술이 가능하고 이 단계를 넘으면 수술, 항암, 방사선 치료가 일반적이다. 대장암은 서구식 식생활이 원인으로 지적되고 있기 때문에 재발을 막기 위해서라도 서구 음식의 특징인 동물성 지방의 섭취를 줄이도록 노력하는 것이 중요하다. 하지만 가장 중요한 것은 발생을 방지하는 것이다.

필자가 2016년 대한암예방학회 회장이었을 때 '암 예방의 날'을 맞이하여 대장암 예방수칙 10가지를 제안한 바 있다. 당시 숙대 식품영양학과 이정은 교수(현재 서울대 식품영양학과)가 기여를 많이 했다.

1. 과식하지 않고 적절한 체중을 유지한다. 대한암예방학회가 첫 번째로 꼽은 대장암 위험 요소는 과식이었다. 따라서 대장암을 예방하려면 과식을 자제하고 적절한 체중을 유지하는 것이 무엇보다 중요하다. 적절한 체중과 관련하여 미국암연구협회가 비만과 복부 비만이 대장암 발생 위험을 높인다는 연구 결과를 내놓기도 했다.

2. 백미보다 현미·잡곡밥, 흰빵보다 통밀빵이 좋다. 백미와 흰빵은 당지수가 높은 음식이기에 탄수화물의 체내 흡수가 빨라 혈당을 급격히 올리고 이차적으로 대장암의 발생을 증가시킬 수 있다. 따라서 밥이나 빵을 먹을 때에는 현미·잡곡

밥, 통밀빵이 좋다.

3. 채소, 버섯, 해조류로 섬유질, 비타민, 무기질을 보충한다. 대장암 예방을 위해서는 섬유소와 무기질을 보충하는 것이 중요한데 채소와 버섯, 해조류에 섬유소와 비타민, 무기질이 풍부히 들어 있다.

4. 생과일을 매일 적당량 먹는다. 과일은 매일 적당량 먹되 주스나 말린 과일보다는 생과일이 암예방에 도움이 된다.

5. 고기류, 햄, 소시지를 과다 섭취하지 않는다. 대한암예방학회는 국제암연구소(IARC)가 발암식품으로 분류한 붉은 고기(소고기, 돼지고기, 양고기)와 햄 등 육가공 식품을 적당량만 섭취하고 부족하다 싶으면 생선과 두부로 보충하라고 조언한 바 있다. (최근 국제암연구소가 햄, 소세지, 베이컨을 1군 발암 식품으로 지정한 후에는 아주 소량 섭취하는 방향으로 강화되었다.)

6. 숯불로 고기 굽기를 피하고 타지 않게 주의한다. 고기를 숯불에 구울 때 안 좋은 물질이 생성될 수 있고 또 고기가 탈 때 벤조피린과 헤테로사이클릭아민이라는 발암물질이 발생할 수 있으므로 절대 주의해야 한다.

7. 견과류는 매일 조금씩 먹는다. 견과류에는 불포화지방산, 섬유소, 각종 미네랄 등의 영양소가 풍부해 대장암 예방에 도움이 될 수 있다. 하지만 과도하게 섭취할 경우 고지혈증과 체중이 증가할 수 있으므로 유의해야 한다.

8. 칼슘, 비타민 B, D 성분을 충분히 섭취한다. 칼슘은 대장암 발생률을 22%까지 낮추는 것으로 밝혀진 만큼 충분히 섭취하는 것이 좋다.

9. 몸을 가능한 많이 움직인다. 남성의 경우 활발하게 운동하는 사람은 그렇지 않은 사람에 비해 대장암 발생률이 20%까지 낮아진다고 밝혀진 바 있다.

10. 음주를 줄인다. 술을 과도하게 마시는 사람은 술을 마시지 않는 사람보다 대장암 발생 위험이 1.5배나 높아지는 것으로 나타나 있다.

우리나라는 식생활의 급격한 서구화로 대장암 발병이 잦아지고 있어 적합한 예방법이 필요한 상황이다. 따라서 일상생활에서 위 10가지 수칙을 잘 지키면서 5년에 한 번씩 대장내시경 검사를 받으면 대장암 예방에 큰 도움이 될 것이다. 물론 대장 선종을 제거한 후에는 대장내시경 주기가 5년보다 짧아져야 한다.

01   남성과 여성의 질환은 다르게 나타난다

02   성차의학이 등장하게 된 이유

03   대장암 및 각종 장 질환의 남녀 차이

04   알코올 분해에도 남녀 차이가 있다

3부

남녀의
병이 다르다

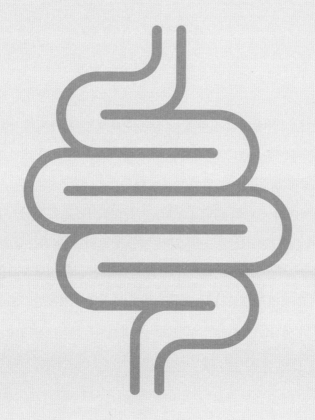

1

남성과 여성의 질환은
다르게 나타난다

. . .

지금까지 대표적인 장 질환의 종류에 대

해 살펴보았다. 그런데 이러한 몇몇 장 질환에 대해 남녀 간 차이가 있다는 사실

을 아는 것은 매우 중요하다. 왜냐하면 이를 잘 활용하면 남녀 간에 더 디테일한

진단과 치료방향에 접근할 수 있기 때문이다.

남녀 차이에 관련된 의학을 '성차의학'(성별차이를 연구하는 의학)이라 하

며 이는 실제 의료 행위를 하는 데 있어 매우 중요하다. 필자는 2021년 '도서출

판 대한의학'의 도움으로 《소화기질환에서의 성차의학》(그림 3-1)을 발간하였

고, 2022년 6월 세계적 출판사 '스프링거(Springer)'에서 영문판(그림 3-2)이 나오

며 성차의학의 개념을 체계화한 교과서로서 국제적으로도 주목받은 바 있다. 이

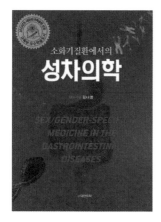

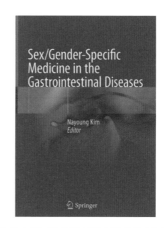

그림 3-1 소화기질환에서의 성차의학 발간   그림 3-2 소화기질환에서의 성차의학 영문판 발간

책은 아마도 성차의학과 관련된 도서로는 우리나라 최초의 의학책이고, 소화기 분야에서는 세계 최초의 의학 서적이 아닐까 싶다.

처음 주변 사람들에게 성차의학에 대해 이야기했을 때 소화기 의사들조차 어색한 표정을 지으며 고개를 갸우뚱했던 모습이 지금도 기억에 선명하다. 이처럼 성차의학은 아직 우리나라에서 보편화되어 있지 않은 의학 분야다.

성차의학에 관심을 갖게 된 것은 2014년 (사)한국여성과학기술단체총연합회(한국여성과총) 이사의 자격으로 스탠포드대학교와 한국여성과총 간의 젠더혁신(Gendered Innovation) Workshop에 참여하게 되면서부터다. 이곳에서 숙명여대 성미경 교수님의 대장암 발표를 임상적 측면에서 돕는 과정에서 처음으로 대장암의 성차의학에 관심을 갖게 되었다. 그리고 2016년 한국여성과총 산하에 젠더혁신연구센터가 설립되면서 우리나라에서도 본격적인 성차의학에 대한 연구가 진행되기 시작했다. 2016년 대장암 성차 연구에 대한 국책과제를 수주

하면서 성차의학에 대한 임상과 기초에 걸친 균형 있는 연구를 진행할 수 있게 되었다. 이후 2017년과 2019년에 서울의대 중개대학원에서 '의과학에서의 Sex, Gender 연구' 수업을 진행하였는데 수업에 참가한 의학자들로부터 좋은 반응을 얻기도 하였다. 이후 성차의학과 관련한 여러 경험들이 쌓이면서 우리나라의 성차의학 발전에 도움이 되기를 바라는 마음에서 2021년《소화기질환에서의 성차의학》을 발간하게 된 것이다.

성차의학이 중요한 이유는 같은 질병이라도 남녀 간에 차이가 있기 때문에 질병 원인 파악과 치료에 있어 다른 접근이 필요하기 때문이다. 성차의학에서 남녀의 차이는 두 가지 측면에서 고려되어야 한다.

첫째는 호르몬이나 유전자에 의해 차이가 나는 성(Sex)적 측면이고 둘째는 남녀로 태어나 사회, 문화적 역할의 차이에 의해 만들어지는 젠더(Gender)적 측면이다.

우리는 일반적으로 질병의 발생이 남녀 간에 별차이가 없을 것으로 생각하곤 했으나 실제 질병은 이 두 가지 요소를 바탕으로 상호연관성을 가지며 발생하게 된다. 이러한 남성과 여성의 차이를 의학적으로 연구하는 것이 바로 성차의학이다.

남녀는 각 질환의 증상이 다르게 나타나는 경우가 많고 또 치료에 대한 반응도 다른 경우가 많다. 이는 각각의 서로 다른 성호르몬이나 유전적 성향이 질병에 영향을 주거나 또 서로 다른 사회문화적 여건이 질병에 영향을 주기 때문에 나타나는 현상이다. 특히 기능성 소화불량증이나 과민성장증후군과 같은 기능성 위장관 질환들은 스트레스에 의해 발생되는 경향이 높기 때문에 젠더에

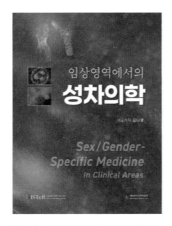

그림 3-3 임상영역에서의 성차의학 발간

대한 고려가 더욱 필요하다. 왜냐하면 남녀 간에 젠더적 차이에 의해 받는 스트레스가 다르기 때문이다.

사실 인체를 다루는 측면에서 볼 때도 남녀 간의 신체적 차이에 주목하는 것은 당연한 일이다. 그래서 의학 분야에서도 실제 남녀 간의 역학이나 증상 발현 차이에 대해 기술하긴 했다. 하지만 실제 의학이 다루는 대부분의 질환들에 있어서 발병의 원인이나 치료에 있어 남녀 간에 차이를 두지 않고 진행해왔던 것 또한 사실이다. 하지만 최근에 와서는 여러 남녀 차이에 대한 발견으로 질병의 발생이 남녀 간에 한쪽으로 치우치는 부분에 대한 연구가 활발히 진행되고 있어 다행이기도 하다. 아직까지 국내에서는 성차의학이라는 단어조차 생소하게 여기는 의사들이 대부분이지만 의학발전의 거시적 시각으로 볼 때 맞춤의학 내지 정밀의학의 기본인 성차의학의 발전은 막을 수 없는 대세가 될 것이 분명해 보인다.

즉 성차는 일반적인 인식보다 훨씬 더 깊이 고려되어야 할 중요한 변수이며, 전문가들에게 성차의학의 개념과 패러다임의 전환을 알리고 향후 전체적인 의학, 과학 연구가 이를 고려해 발전하는 것이 필요하다. 이러한 배경에 힘입어 여러 임상 분야에서 폭넓게 성차를 다룬 《임상영역에서의 성차의학》(그림 3-3)이 2022년 12월에 발간되었다. 이 책은 대한민국의학한림원과 한국과학기술젠더혁신센터가 주관하였고 국내 유수 병원 소속의 다양한 의학자 34명과 힘을 합쳐 각 임상 분야에서의 성차의학을 정리하고 체계화한 책으로 ▲소화기 ▲심혈관 ▲호흡기 ▲내분비대사 ▲류마티스 ▲감염 ▲소아정형외과(뇌성마비) ▲외과 ▲정신과 및 신경과 ▲재활의학과 ▲응급의학 ▲마취통증의학 ▲치과 질환 등 임상 분야 전반에서의 성차를 다루고 있다. 대한민국의학한림원과 한국과학기술젠더혁신센터 주관 하에 성차의학이 의학 전 분야로 확대되는 전환점이 될 것으로 보인다.

또한 2023년 4월 5일 분당서울대학교병원에 성차의학연구소가 설립되면서 여러 임상질환에서의 성차 연구 속도는 좀 더 빨라질 것으로 생각된다.

성차의학이 등장하게 된 이유

• • •

        1980년대 이전까지만 하더라도 우리사회의 모든 분야는 남성 중심 사회로 이루어져 있었다. 이런 점에서는 의학계도 자유롭지 못했다. '여자는 작은 남자'로 인식될 만큼 의학계도 남성 중심으로 이루어졌다. 그러다보니 대부분 질환의 진단 및 치료도 남성 중심으로 행해지고 있었다. 그 결과 현대 의학의 발전 과정에서 남녀의 성차가 고려되지 않아 불행하고 비극적인 결과를 낳았던 사례들이 나오면서 의학계에서 이러한 편향을 지양해야 한다는 자성의 목소리가 나오게 되었다. 몇 가지 예를 들어보자.

        가장 주목을 끈 약으로는 기적의 입덧 치료제로 불리던 탈리도마이드를 들 수 있다. 탈리도마이드는 1953년에 진정제로 처음 개발되어, 그뤼넨탈(Grünenthal) 제

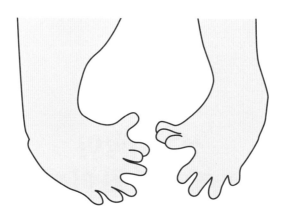

그림 3-4 임산부가 탈리도마이드를 복용한 후 출산한 기형아의 발가락

약회사에서 콘테르간(Contergan)이라는 제품명으로 1957년부터 판매하기 시작한 약이다. 사람을 대상으로 한 임상시험을 제대로 거치지 않았지만, 쥐와 토끼등 각종 동물 실험에서 부작용이 거의 드러나지 않았기 때문에 '부작용이 없는 기적의 약'으로 선전되었고, 세계 약 50여 국에서 의사의 처방 없이도 구입할 수 있는 진정제, 수면제로 판매되었다.

특히 입덧을 진정시키는 데 탁월한 효과가 있어 많은 임산부들이 사용하였다. 그러나 1960년부터 1961년 사이에 이 약을 복용한 임산부들이 기형아를 출산하면서 그 위험성이 드러나게 되었고, 1962년 판매가 완전히 중단되기 전까지 1만 명 이상의 기형아가 출생하면서 이에 대한 연구가 진행되었다. 임신 42일 이전에 이 약을 복용하면 혈관 생성을 억제하는 부작용이 발생하여 사지가 없거나, 있어도 매우 짧고, 손, 발가락이 많거나 모두 소실된 기형아를 출산하게 된다는 사실이 밝혀졌다(그림 3-4).

이후 신약 개발 과정에서 인간, 특히 여성과 임산부에 대한 고려가 필요하다는 사실을 뒤늦게 알게 되었다. 탈리도마이드 사건과 같이 여성에게 치명적인 약물 부작용을 경험한 후, 여성의 임신 가능성과 이로 인한 예측 불가능한 결과에 대한 우려로 오히려 임상시험에서 여성이 배제되었다. 연구자들은 가능한 한 약 이외의 다른 변수들을 동일하게 유지하고자 임상시험에서 남성만을 대상으로 하는 연구를 선호하였다. 여성의 생리 주기와 호르몬의 변화 또한 임상시험을 어렵게 만드는 요인이라고 생각하였기 때문이다. 이러한 경향은 1990년대 이후 미국 FDA에서 여성을 임상연구에 포함시키도록 연구 가이드라인을 바꾸면서 서서히 변화하고 있지만, 우리나라에서는 아직까지 별 변화가 없는 것이 현실이다.

미국 회계감사원에서 지난 1997년부터 2001년까지 부작용으로 인해 시장에서 퇴출된 10개의 의약품을 조사한 결과, 8개의 의약품이 남성보다 여성에게 더 높은 위험도를 나타냈던 것으로 밝혀졌다. 이는 식욕억제제처럼 여성이 더 많이 복용하는 약이기 때문인 경우와 시사프라이드처럼 여성에게 더욱 치명적인 부작용을 유발하는 남녀의 신체적 차이가 원인인 경우도 있었다.

시사프라이드는 세로토닌 수용체에 작용해서 위장운동을 촉진시켜 주는 약으로 1980년 처음 개발되어 역류성 식도염 등 위장 질환의 치료제로 아주 인기가 좋았던 약이다. 필자 또한 소화기내과 의사로서 많이 처방했었다. 2000년에 폭식증으로 인한 위 불편감으로 이 약을 처방받아 복용했던 캐나다의 15세 여성 바네사 영(Vanessa Young)이 심장마비로 사망한 채 발견되어 큰 충격을 주었다. 시사프라이드가 특히 여성에게 치명적인 심장 부정맥을 유발할 수 있다는 사실이 뒤늦게 밝혀지면서, 제약회사는 자발적으로 판매를 중단하였다. 그 약을

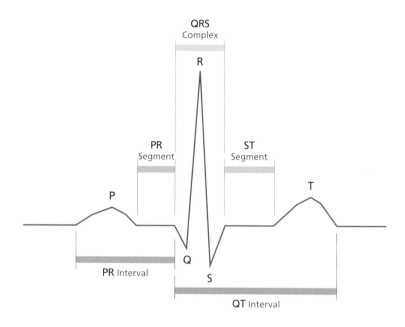

그림 3-5 심전도 모양, 여성에서의 QT Interval이 살짝 길다

많이 처방하고 있던 소화기내과 의사들은 무척 놀라워하기도 했다. 이는 여성 심전도에서 Q와 T wave 간의 길이 즉 QT Interval의 길이가 남성보다는 긴 편인데 시사프라이드는 이 QT 기간을 더욱 길게 하여 특히 여성에게서 치명적 부정맥과 심정지를 더 잘 유발하였던 것이다(그림 3-5).

최근 문제가 된 약은 수면제 졸피뎀이다. 2011년 린지 슈바이거트(Lindsey Schweigert)는 잠옷을 입은 채 경찰차 뒷좌석에서 깨어났는데 아무리 기억을 떠올려 보아도 왜 자신이 거기에 있는지 알 수 없었다. 이후 수면제 졸피뎀으로 인한 부작용으로 몽유병과 같은 증상이 나타났기 때문이라는 것을 알게 되었고 매우 황당해 했다.

이처럼 미국에서만 약 700여 건의 졸피뎀과 연관된 교통사고가 보고되었고, 연구 결과 여성이 남성보다 졸피뎀을 복용한 후 체내에서 대사되고 배출되는 속도가 느려서, 남성에 비해 높은 혈중 약물 농도가 유지되는 것이 확인되었다. 이에 따라 미국 FDA에서는 2013년 졸피뎀을 복용하는 사람에 대해 복용 다음 날 운전 또는 집중력이 요구되는 작업을 피할 것을 권고하였으며, 특히 여성에게 첫 처방 용량을 기존의 절반인 5mg으로 낮출 것을 권고하였다. 이 사건 역시 약제를 개발하고 치료 용량을 결정하는 단계에서 남녀의 차이를 고려하지 못해 일어난 일이라고 할 수 있겠다.

왜 남녀에게 약의 부작용은 다른 것일까? 이러한 남녀 차이는 기본적으로 생리적인 차이에서 기인한다. 졸피뎀과 같은 약은 지방에 잘 흡수되는데, 여성이 남성보다 체내 지방을 더 많이 가지고 있으므로 이러한 약은 여성의 몸에 더 오래 남아 있게 된다. 또한 남녀의 심장 박동에도 차이가 있어서, 시사프라이드와 같은 약은 여성에게 더욱 치명적인 부정맥을 유발할 수 있다. 여성호르몬의 변화 역시 간을 통해 대사되는 약물에 변화를 줄 수 있으며, 신장의 크기 또한 여성이 더 작으므로 신장을 통해 배출되는 약물의 배출 속도가 느려지게 된다. 체중 및 표면적도 여성이 남성보다 작기 때문에, 같은 용량의 약물도 더 큰 효과를 가져올 수 있다. 이러한 신체적인 차이 뿐 아니라, 남성보다 만성적인 증상을 더 많이 호소하는 여성은 더 많은 약을 복용하고 있어, 이로 인해 약물 간의 상호작용에도 더욱 자주 노출된다. 이에 약을 개발할 때나 기존 출시된 약의 사용에 있어서 성차에 대한 고려가 필요하다 하겠다.

1980~90년대 사회의 발달과 함께 여권이 신장되면서 여성 건강에 대한 인식도 달라지게 되었다. 비로소 여성의 건강에 주목하게 되었으며 처음으로 여성들만이 가진 기관들의 질환과 치료에 대한 연구가 진행되기 시작했다. 그러다가 당뇨병이나 심혈관 질환에서도 남녀 간에 차이가 있다는 사실이 밝혀지면서 생물학적인 성 의학 연구에 관심이 집중되었다. 하지만 남녀 차이에 있어 단지 생물학적인 성만으로 설명할 수 없는 부분들이 나타나면서 남녀 간의 사회문화적 차이인 젠더에까지 관심을 가진 의학 연구가 이루어지기 시작했다. 그리고 2000년대에 들어서면서부터 본격적으로 남녀 간의 생물학적인 차이와 젠더적 차이에 대한 연구가 함께 이루어지는 성차의학이 자리를 잡게 되었다.

성차의학이 등장하게 된 이유는 결국 이것이 환자 치료에 더욱 도움이 되기 때문이다. 그러나 성차의학에 대한 연구는 세계적으로도 아직 초기 단계이고 우리나라는 이제 신생아 단계라고 할 수 있다. 따라서 남녀에 따른 질환의 차이를 정확히 알아내기 위해서는 이에 대한 연구에 관심을 갖는 의학자들이 더욱 많아져야 하고 더 많은 연구가 중점적으로 이루어져야 한다.

이러한 배경에서 분당서울대학교병원 성차의학연구소가 개설된 것은 매우 의미있는 출발이라 생각된다.

의학계는 성차의학에 대한 연구로 심근경색, 심부전, 자가면역질환, 우울증, 갑상선 질환, 당뇨병… 등 많은 분야에서 남녀 간에 차이가 있음을 발견하였고 이를 의학 현장에 적용하여 많은 성과를 거두기도 했다.

예를 들어 심근경색의 경우 남성에게는 가슴통증이 주 증상으로 나타나지만 여성에게는 가슴통증 외에 가슴쓰림이나 답답함 등 비전형적 증상이 주 증

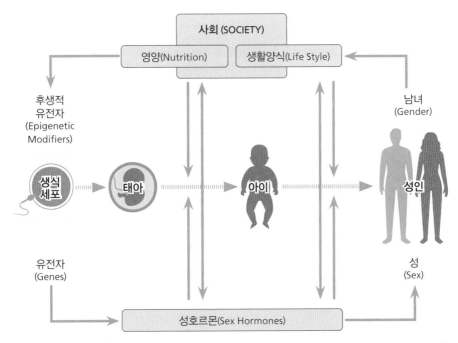

그림 3-6 성호르몬과 젠더는 상호 밀접한 관계를 맺으면서 우리 건강을 결정함

상으로 나타나곤 한다는 것이다. 그런데 성차인식이 없을 때에는 가슴통증만 심근경색의 주 증상으로 인식하여 가슴쓰림이나 답답함 등의 증상을 가지고 병원을 방문한 여성들에게 잘못된 진단을 내려 치료가 늦어진 경우가 많았다. 하지만 급성 심근경색 증상의 남녀 차이가 있다는 개념이 정립되면서 이 부분에 대한 대처가 바르게 이루어져 의료적 성과를 거두어나가고 있다. 또한 운동부하 검사가 남성에서는 협심증 진단에 도움이 되지만 여성에게서는 민감도가 떨어지는 현상이 발견되었다. 이 경우도 남녀에게 똑같이 운동부하 검사를 실시하면 안 되는데 동일하게 적용하는 실수를 범하였다. 하지만 성차에 대한 인식이 생긴 후로는 운동부하 검사에 남녀 간 차이를 두어 오차를 줄일 수 있게 되었다. 성

차의학의 필요성이 대두하는 이유가 바로 이런 예들 때문이라 할 수 있겠다.

우리나라에서도 2012년에 대한심장학회 내에 여성심장질환연구회가 발족되어 활발한 활동을 하고 있는 것은 매우 고무적인 현상으로 보인다.

남녀 간에 이런 차이가 나타나는 이유는 생물학적으로는 남녀 호르몬의 차이, 유전자의 차이 때문이다(그림 3-6).

남녀 호르몬의 차이는 누구나 알고 있겠지만 유전자에도 차이가 있는지에 대해서는 잘 모르는 사람들이 많다. 그러나 남성과 여성의 유전적 차이가 약 1%에 달한다는 연구결과가 나와 있다. 사실 1% 차이가 뭐 그리 대단하냐고 생각할 수 있겠지만 이것은 극과 극의 차이가 있을 정도로 큰 차이다. 왜냐하면 인간과 침팬지의 X 염색체 유전자 차이가 1.2%에 불과하기 때문이다. 이러한 호르몬과 유전자의 차이가 남녀 간의 질병에도 차이를 만들어내는 것이다. 이 외에 생물학적 차이로 고려되어야 하는 것은 생식기능의 차이, 성호르몬의 농도 차이, 여성에게서 유독 높은 체지방 비율 등을 들 수 있다.

한편 사회문화적으로 만들어지는 젠더 차이 또한 남녀 간의 질병에 차이를 만들어내는 데 큰 작용을 한다. 젠더 차이란 행동 차이, 라이프스타일의 차이, 그리고 서로 다른 사회적 경험의 차이 등을 생각할 수 있다. 남자와 여자의 생각과 행동습관의 차이가 크다는 사실은 이미 경험적으로 알고 있는 바이다. 그런데 이미 많은 인간의 질병들이 생각이나 행동습관과 관련이 있다는 사실도 밝혀져 있으므로 젠더의 차이가 질병의 차이를 만들어내는 것도 논리적으로 설명이 가능하다.

사실 생물학적 차이와 젠더의 차이는 서로 밀접하게 연결되어 있어 둘 중 어느 것이 질병에 영향을 끼치는지 구분하는 것은 쉽지 않다. 예를 들어 남성호르몬인 테스토스테론 분비가 왕성하기 때문에 남성은 공격적 성향을 보이기 쉽다. 그런데 이 공격적 성향이 공격적 행동을 유발하면서 위험에 노출되기 쉬운 환경을 만드는데 이때 건강을 간과하게 하는 작용을 한다. 즉 생물학적 성향이 젠더에도 영향을 미친 결과를 나타낸 것이다. 이 경우 생물학적 영향을 우선적으로 간주해야 할지 젠더적 성향이 중요하다고 봐야 할지 애매해진다. 반대로 젠더적 행동이 생물학적 요인을 변경시키는 경우도 있다. 예를 들어 좋지 않은 생활습관(알코올이나 지나친 스트레스 등)이 어른은 물론이고 소아, 심지어 태아에게까지 유전적 변이를 가져올 수 있다.

다만 확실한 것은 어렸을 때는 생물학적 차이가 매우 중요하지만 어른이 되어 노령으로 접어들수록 젠더의 차이가 훨씬 중요해진다는 사실이다. 따라서 이러한 부분들에 대한 연구는 앞으로 더 활발히 이루어져야 할 것이며 그에 따라 성차의학의 발전 유무가 결정될 것이다. 이러한 노력은 질환 치료에 큰 도움이 될 것이며 건강수명에도 큰 영향을 미칠 것임은 확실하다.

3

대장암 및
각종 장 질환의 남녀 차이

· · ·

           남성과 여성은 같은 호모 사피엔스이기 때문에 엇비슷해 보이나 생물학적, 행동학적 차이는 크다. 이러한 차이는 질병의 발생과 치료에도 영향을 미치기 때문에 매우 중요하다. 따라서 앞으로의 의료 행위는 이러한 남녀의 차이를 고려하여 맞춤치료나 예방, 관리, 검사 등이 이루어져야 하며 이것이 바로 성차의학이 지향하는 바이다.

        여기에서는 특별히 장 질환에서의 성차의학에 대해 다루고자 한다. 먼저 대장암의 남녀 차이에 대해 알아보도록 하자. 대장암에 대한 남녀 차이를 알아보기 위해 독일 하이델베르크에 있는 독일암 연구센터(DKFZ)의 토비아스 니더마이어(Tobias Niedermaier)가 이끄는 팀이 8천 명의 남성과 8천 명의 여성(55~79세)

을 상대로 대장내시경을 시행하였다. 이를 통하여 남성 141명(1.8%)과 여성 78명(1%)이 대장암에 걸린 사실을 확인하였다. 또한 남성 1,049명(13.2%)과 여성 591명(7.4%)에게서 진행성 선종이 있음을 확인하였다. 이는 대장암과 진행성 선종 모두 남성이 여성보다 거의 두 배 더 많이 걸리는 결과로 이해할 수 있다.

왜 이처럼 남성과 여성에서 차이가 나타났을까? 이에 대한 이해로 여성호르몬인 에스트로겐과 남성호르몬인 안드로겐이 영향을 미쳤을 것이라는 연구가 진행되고 있다. 호르몬이 핏속을 흐르는 신호체라면 그 신호체를 받아들이는 기관에는 수용체라는 것이 있다. 이 수용체가 호르몬을 받아들여야 비로소 호르몬의 작용이 일어날 수 있다. 그런데 이러한 호르몬의 수용체가 정상보다 과다하게 많이 발현될 경우 문제가 생길 수 있다. 안드로겐 수용체에도 이런 일이 일어날 수 있으며 이 경우 발암을 촉진시킨다는 연구도 보고되어 있다. 이제 이러한 이해를 바탕으로 대장암이 여성보다 남성에게서 더 많이 나타나는 이유를 설명할 수 있게 된다.

즉 남성호르몬인 안드로겐 수용체의 이상 발현이 확률적으로 많을 수밖에 없는 남성이 여성보다 대장암 발병 비율이 높게 나타날 수 있다는 것이다. 하지만 폐경이 지나고 나면 여자에게도 대장암 발병 비율이 높아지게 되는데 이는 여성호르몬이 줄어들기 때문이라고 이해할 수 있다. 왜냐하면 대장암 발병의 억제 기전으로 여성호르몬인 에스트로겐이 작용하기 때문이다. 에스트로겐의 두 가지 수용체 중 하나인 ERβ가 대장암을 억제한다는 사실이 밝혀졌다. 즉 여성호르몬 분비가 좋을 때는 ERβ가 대장암을 억제해 남성보다 대장암에 덜 걸렸으나 폐경 후 에스트로겐 분비가 줄어들자 ERβ의 역할도 약해져 대장암에 걸리는 빈도가 높아지게 되는 것이다.

그렇다면 대장암 외의 다른 장 질환도 남녀 간의 차이가 있을까? 이미 성차의학이 등장하기 전부터 과민성장증후군은 남자보다 여자에게 더 많이 나타난다는 사실이 알려져 있었다. 과민성장증후군이 여자에게 더 많이 나타나는 이유는 스트레스와 관련이 있기 때문으로 쉽게 이해할 수 있다. 대개 스트레스를 많이 받을수록 과민성장증후군은 더 빈번하게 또 더 심하게 나타나는데 남자보다 여자가 젠더적으로 스트레스에 더 약한 구조로 되어 있기 때문에 여자에게 과민성장증후군이 더 빈번하게 나타날 수밖에 없다는 것이다. 여자는 남자보다 신경과민성에서 더 높은 점수를 나타내고 있다.

실제 과민성장증후군은 여자에게서는 7~24%, 남자에게서는 5~19%로 여자에게 더 자주 발생하는 것으로 발표되고 있다. 증상 또한 남녀의 차이가 있는데 여자들은 주로 변비, 구역질, 복통, 복부팽만감을 많이 호소하는 반면 남자들은 여자에 비해 설사가 더 많이 나타난다. 특히 여자 과민성장증후군 환자들은 남자에 비해 우울과 불안 등 정신적 증상을 더 많이 호소하기도 한다.

특히 여자는 복부팽만감에 가장 예민하게 반응하는데 복부팽만으로 여자는 모름지기 날씬하고 예뻐야 한다는 사회 통념상 외모가 좋지 않게 보이는 것을 우려하고 스트레스를 받기 때문으로 해석되고 있다. 이러한 남녀 차이에 대해서는 여성호르몬이 주로 거론되고 있다. 여성호르몬은 신경과 감정 시스템에 영향을 주는 것으로 밝혀져 있는데 이 때문에 여자들은 과민성장증후군의 증상에 더 예민하게 반응하므로 증상을 더 악화시키는 악순환에 빠진다는 것이다.

반면 남성호르몬인 안드로겐은 통증을 약화시키는 효과가 있다고 밝혀진 바 있다. 실제 여자들은 과민성장증후군의 치료에도 남자에 비해 성적이 좋지 않은데 이 또한 여성호르몬의 작용으로 인한 과민성 때문으로 이해할 수 있다.

변비도 남자보다 여자에게서 두 배 정도나 더 많이 발생하고 있다. 여자는 남자에 비해 변을 보지 못하거나 변을 보기 위해 손가락을 사용하는 경우가 더 많이 나타난다. 또 변비가 나타나는 기간도 더 길고 복통이나 더부룩한 증상도 더 자주 나타난다. 변비에 있어 이런 남녀 차이가 나는 이유에 대해 장운동을 약화시키는 에스트로겐과 프로제스테론의 효과와 함께 뇌 활성화 차이가 보고되고 있다.

우리 뇌의 전두엽 부위에 충동적 감정조절과 관련되어 있는 안와전두피질이라는 부분이 있다. 이 안와전두피질과 다른 부위와의 기능적 연결성이 특정 과제를 진행할 때 또는 휴지기 상태에서 남성보다 여성에게 저하 혹은 증가되는 것으로 보고되고 있다. 이 부분의 연결강도가 낮을수록 불안점수는 높게 나타나는데 이 때문에 여성이 남성보다 감정조절에 있어 불리한 구조로 작용할 수 있음이 알려진 바 있다.

실제로 만성 변비 혹은 기능성 변비 환자와 정신장애의 연관성에 대한 연구를 보면 기능성 변비 환자에게서 높은 정신장애의 유병률 언급부터 시작하고 있다. 예를 들어 3차 의료기관을 방문한 원인불명의 변비 환자에서 정신장애의 유병률이 65% 이상이었고, 모든 정신장애 중에서 불안장애, 우울장애, 동통장애의 유병률이 가장 높았다는 연구결과와 불안, 우울, 공황, 외상 후 스트레스장애, 신체화장애가 기능성 변비 전에 선행하거나 공존하여 나타난다는 연구결과는 변비와 정신장애의 연관성을 나타내고 있다.

필자가 만난 21세 여자 대학생의 변비 문제가 그랬다. 변비 원인을 찾기 위해 대장통과검사, 배변 조영술, 직장항문기능검사를 시행했는데 골반저 기능장애(Pelvic Floor Disorder) 외에 다른 문제는 없었다. 여러 가지 기전의 변비약을 권유했고 운동요법 등을 권유했으나 별로 효과가 없어 결국 대학교 입학 후 발생한 우울, 불안장애에 대해 정신과에 의뢰하게 되었다.

이처럼 성별에 따른 정신장애의 유병률에서는 여성의 불안과 우울이 더욱 높다. 회귀분석 결과 여성 및 불안이 높은 경우가 변비가 잘 생기고 이를 더욱 인식하는 독립적 요인이었다. 따라서 불안한 여성 변비 환자에서의 정신장애 및 정신사회적 요인에 관한 자세한 평가가 필요하다. 변비를 장 통과시간에 따라 서행성 변비와 정상통과형 변비로 구분한 후 정신장애의 유병률을 비교한 결과 정상통과형 변비 환자가 서행성 변비 환자보다 건강염려증의 질병행동이 더욱 높았다. 정신장애와 변비의 연관성을 알아보기 위해 자율신경계 기능의 간접적인 측정방법인 직장 점막 혈류량의 변화를 측정해 보면 별다른 이상이 없고 오히려 신체화(Somatization), 불안, 우울과 연관이 있었다. 또한 서행성 변비 환자에게서 우울과 불안 같은 정신장애가 더 높은 것을 고려하면 자율신경계의 원심성 경로가 매개된다는 작용기전을 추론할 수 있다. 이를 요약하면 변비 역시 뇌와 밀접한 장에서 생기는 문제이기에 정신적 작용과 긴밀히 연결되어 있고 여성의 경우 남성보다 생물학적으로 감정조절에 불리한 구조로 되어 있어 변비의 발생이 더 많이 나타난다고 유추해 볼 수 있겠다.

만성 염증성 장 질환에서도 남녀의 차이가 나타난다. 만성 염증성 장 질환은 크게 크론병과 궤양성 대장염으로 나눌 수 있는데 이들 질환에서의 성차는 크게 유병률과 합병증 차이로 나타난다. 미국과 유럽, 캐나다 등 서양에서의 크론병 유병률을 보면 10대 후반에서는 유의하게 남아에게서 더 많이 발생하지만 사춘기 이후에는 역전되어 여성에게서 더 많이 발생하는 것으로 알려져 있다(그림 3-7).

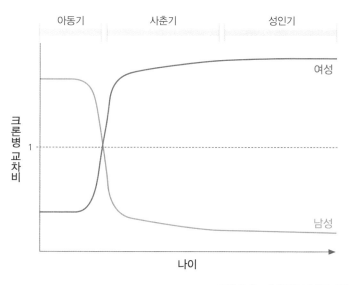

여성

크론병 교차비

1

남성

나이

그림 3-7 크론병의 생애주기별 남녀차이

　　이러한 차이는 우리나라를 비롯한 아시아에서는 달라 소아연령층부터 남
아에서 더 자주 나타나고 사춘기 이후에도 남성에서 조금 더 자주 나타나는 현
상이 관찰된다. 크론병으로 인한 합병증 역시 남녀에 차이를 보이고 있는데 여성
크론병 환자에게서 합병증이 더 많이 발생하는 것으로 보고되고 있다.

　　한편 궤양성 대장염의 경우 아시아에서는 나이에 상관없이 남성에서 더
많이 발생한다.

　　염증성 장 질환이 난치성 질환인 이유는 합병증 때문인데 염증성 장 질환
의 장관 외 합병증은 남녀에서 차이를 보인다. 즉 남성에서는 장염 연관 대장암
과 같은 악성 종양과 원발성 경화성 담관염, 요로결석, 강직성 척추염 등 합병증
의 발생 위험이 더 높은 반면(그림 3-8의 좌측) 여성에서는 심혈관계 합병증, 빈

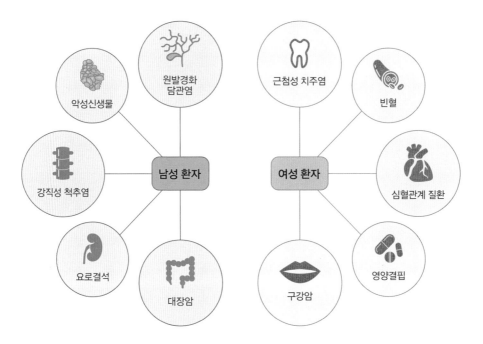

그림 3-8 염증성 장 질환에서 동반되는 장관 외 합병증의 성차

혈, 영양 결핍, 치주염 및 구강암의 발생 위험이 더 높다(그림 3-8의 우측).

다행히도 우리나라에서는 궤양성 대장염을 오랫동안 광범위하게 앓아도 대장암 발생은 비교적 낮은 편이다. 아마 염증의 정도가 서양에 비해서 그리 심하지 않은 것에도 그 이유가 있는 듯하다.

그렇다면 염증성 장 질환에서 이러한 차이가 나타나는 이유는 무엇일까? 이에 대하여 에스트로겐 등의 여성호르몬이 영향을 미치는 것으로 알려져 있다. 왜냐하면 에스트로겐의 분비가 증가할 때 염증성 장 질환 역시 증가하는 결과가 나타났기 때문이다. 이처럼 에스트로겐이 염증성 장 질환을 일으킨다고 판단하는 이유는 이 호르몬이 면역조절과 혈전형성, 장내세균의 변화 등을 일으키는 것이 관찰되었기 때문이다. 이러한 변화들은 염증성 장 질환을 일으킬 수 있는 충분한 환경 조건이라 할 수 있다.

4

알코올 분해에도
남녀 차이가 있다

· · ·

술을 적당히 마시면 약이 되지만 과음할 경우 독이 된다는 사실은 삼척동자도 알고 있는 상식이다. 하지만 지나친 음주가 우리 몸에 끼치는 영향이 남성과 여성에게 다르게 나타난다는 사실을 알고 있는 사람은 많지 않을 것이다. 술을 한 잔만 마셔도 얼굴이 벌게지는 사람이 있다. 이때 이 사람의 몸을 살펴보면 전신이 붉어져 있는 것을 관찰할 수 있다. 조금 심할 경우 두드러기가 오르고 피부 가려움증을 호소하기도 하며 극단적으로 심할 경우 호흡곤란이 와 심장 문제로 사망하기도 한다.*

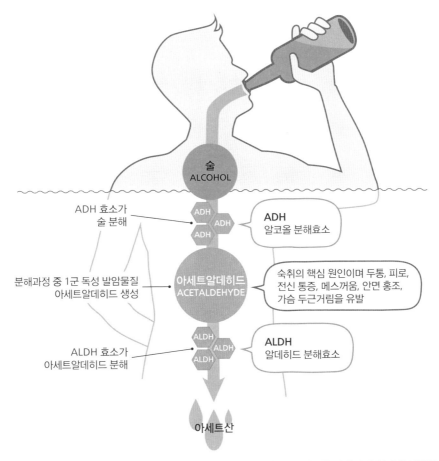

그림 3-9 알코올 분해와 숙취의 원인물질

내부 라벨: 술 ALCOHOL / ADH ADH ADH / ADH 알코올 분해효소 / 아세트알데히드 ACETALDEHYDE / ALDH ALDH ALDH / ALDH 알데히드 분해효소 / 아세트산

ADH 효소가 술 분해

분해과정 중 1군 독성 발암물질 아세트알데히드 생성

ALDH 효소가 아세트알데히드 분해

숙취의 핵심 원인이며 두통, 피로, 전신 통증, 메스꺼움, 안면 홍조, 가슴 두근거림을 유발

*   Brooks PJ, Enoch MA, Goldman D, Li TK, Yokoyama A. The Alcohol flushing response: an unrecognized risk factor for esophageal cancer from alcohol consumption. PLoS Med 2009;6:e50

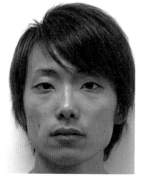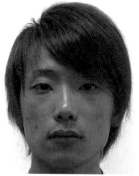

그림 3-10 소량 음주 후 얼굴 붉어짐 현상

이런 현상이 나타나는 이유는 알코올이 우리 몸에서 분해되는 과정을 통해 알 수 있다.

술의 주성분은 알코올 중 에탄올이다. 에탄올이 우리 몸에 들어오면 알코올 탈수소효소(Alcohol Dehydrogenase)에 의해 1차 분해반응이 일어나 아세트알데히드로 변한다. 그리고 알데히드 탈수소효소(Aldehyde Dehydrogenase)에 의해 2차 분해반응이 일어나 아세트산(식초)으로 변하여 배출된다(그림 3-9).

그런데 이 중 아세트알데히드는 독성을 가진 유해성 물질이다. 만약 몸속에 알데히드 탈수소효소의 분비가 원활하지 못하다면 유독 물질인 아세트알데히드가 분해되지 못한 채 몸에 그대로 남아 있게 된다. 이 때문에 얼굴이 벌게지는 등의 신체 이상 반응이 나타나는 것이다. 특히 알데히드 분해효소가 유전적으로 약할 때 나타나는데, 알데히드 분해효소가 약한 22살 남자의 소량 음주 전(좌), 후(우) (알데히드 분해효소 이형접합체 보유자)의 사진은 이러한 현상을 매우 명확하게 보여준다(그림 3-10). 이런 사람들은 술을 조금만 마셔도 혈중에 아세트알데히드 농도가 높아지므로 특별히 조심해야 한다.

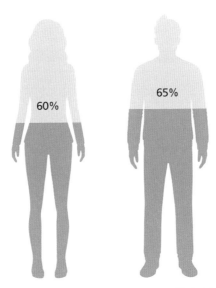

그림 3-11 남녀별 체내 수분양의 차이

하지만 알데히드 대사능력이 좋은 사람도 소주 반 병 이상에 해당하는 알코올을 섭취하면 대부분 알데히드 독성 증상이 나타난다. 그런데 이런 에탄올이 몸속에서 분해되는 과정에 남녀의 차이가 있다. 보통은 섭취한 에탄올 중 20~25%를 위에서 흡수하고 나머지 75~80%는 소장에서 흡수한다. 이렇게 흡수된 에탄올은 간에서 해독되는데 이때 앞에서 이야기한 1차, 2차 분해반응이 일어나게 된다. 그런데 여성의 경우 남성에 비해 체지방률은 높은 대신 체내 수분양은 남성보다 적다(남성 약 65%, 여성 약 60%) (그림 3-11). 이 때문에 남성에서 알코올의 희석 효과가 있으나 여성에서는 상대적으로 이 희석 정도가 낮다.

따라서 혈중 에탄올 농도 또한 남성보다 많아지게 되며 독성물질인 아세트알데히드 역시 여성에게 더 많이 축적될 수 있다(그림 3-12).

이러한 결과는 무엇을 의미할까? 이는 만약 여성과 남성이 똑같이 술을

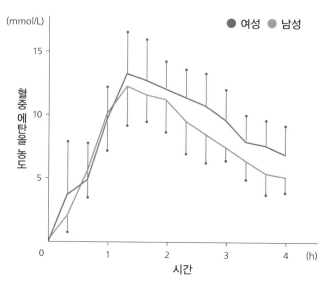

그림 3-12 남녀별 혈중 에탄올 농도의 차이

마셨다고 했을 때 여성에게 끼치는 나쁜 영향이 더 커짐을 뜻한다. 이 때문에 여성은 남성보다 (똑같이 술을 마셨을 경우) 술로 인한 질병이 더 빨리 나타날 수 있다. 따라서 여성은 남성에 비해 술을 더 조심할 필요가 있다. 하지만 이에 대한 교육이 학교 현장에서나 언론매체를 통해 잘 되지 않는 것이 문제인 듯하다.

우리나라를 비롯한 전 세계에서 음주는 주로 남자에게 허용되어 왔다. 특히 봉건시대에서는 여자의 음주에 대해서 허용하지 않는 듯한 분위기였기 때문에 여성은 사적 장소에서, 다른 사람에게 보이지 않는 곳에서 음주를 하곤 했다. 조금씩 마시는 일이 빈번해지고 특히 알코올을 해독하는 능력이 남성의 절반이기 때문에 본인도 모르게 만성 알코올 중독에 빠지는 경우가 발생해서 적절한 개입이 이루어지는 기회를 놓치는 결과를 가져왔다. 최근 일하는 여자가 늘면서 일과 가정을 양립해야 하는 역할이 많아지고 이로 인한 스트레스가 가중되면서 이러한 양상은 점점 더 확실해지고 있다.

2017년 통계에 따르면 한국인 남자의 79%, 여자의 52.3%가 음주를 하고 있다. 고위험 음주 비율도 높은데 세계보건기구 고위험 음주 기준인 주 1회, 남자 7잔, 여자 5잔 이상 음주하거나 또는 양에 상관없이 주 2회 이상 음주하는 남자 55.8%, 여자 27.6%에 달하고 있다. 특히 20~30대 여자의 고위험 음주율의 증가 추세가 가파른데 남자의 경우 음주 연령이 30~59세에 집중되어 있지만, 여자는 20~29세에 음주 비율이 가장 높고 그 이후부터는 감소하는 양상을 보였다.

이러한 현상은 20~29세 여자의 대학진학 그리고 경제활동 참여가 증가하면서 음주에 노출될 기회가 많아지기 때문으로 보인다. 특히 호기심도 있고 여자를 대상으로 하는 저도주와 과일향 첨가 소주 출시, 그리고 주류업계의 마케팅과 미디어의 영향에 기인한다. 또한 결혼과 출산 연령이 늦어지고 있는 것도 하나의 원인인데 여자 음주는 남자와 달리 연령이 낮을수록, 직업 지위와 소득수준이 낮을수록 위험한 음주 행동을 더 많이 하는 경향이 있다. 이러한 음주의 남녀 차이는 보건정책 입안에 반영되어야 하고 의사, 간호사 등 의료인이 이해하고 접근할 필요가 있다고 하겠다.

음주로 인해 몸에 이상이 생겨 의료기관을 이용할 때도 남녀는 차이를 보인다. 대체로 남자는 가족들과 같이 오는 경우가 많고 의료진 앞에서도 당당하지만 여자는 혼자 오는 경우가 빈번하고 의료진 앞에서도 부끄러워하는 경향이 많다. 무엇보다 여자는 남자에 비해 치료 장벽이 있어 알코올성 질병을 제대로 치료받지 못하는 경우도 많다. 이 때문에 신경과 환자에서 음주 문제와 관련된 상대위험도에 있어 여자가 남자보다 두 배 이상 높다는 연구결과도 있다.

과다한 음주는 다양한 질병을 일으킬 수 있다. 최근 급격히 젊은 연령에서의 발생률이 높아지고 있는 대장암의 위험인자로 음주가 꼽힌다. 2016년 대한암예방학회에서 제시한 〈대장암을 이기는 식생활 및 건강수칙 10가지〉에 의하면 과도한 음주가 대장암 발생 위험인자에 포함되어 있다. 실제 과도한 음주를 하는 사람의 대장암 발생이 비음주자에 비해 1.3~1.87배 높다는 연구논문이 나와 있기도 하다.

이 외에도 과도한 음주는 두경부암, 식도암, 위암, 만성 간 질환, 췌장염의 원인이 되기도 하므로 금주가 꼭 필요하다. 음주도 중독에 해당할 수 있기에 금주를 하는 것이 맞는데 우리나라에서는 특히 음주가 사회생활에 큰 영향을 주는 점, 음주업계의 반발, 음주에 관대한 사회 문화 등 현실적으로 금주가 어렵다는 의견이 많다. 하지만 최근 MZ 세대가 사회의 주역으로 등장하면서 건강을 위해 금주하는 사람들이 증가하고 있는 것은 고무적인 현상으로 보인다.

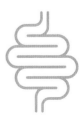

01   대부분의 질환이 장 건강과 관련 있다

02   인체는 독소 공장, 장은 독소 공장 공장장

03   독소가 온 몸으로 퍼지는 메커니즘

04   장이 좋아지면 호전되는 병이 많다

4부

장 질환이
만병으로 이어지는
이유

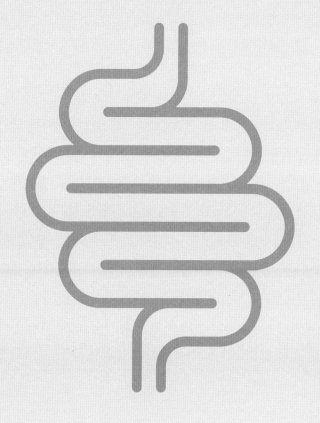

대부분의 질환이
장 건강과 관련 있다

...

2018년 국민건강보험공단은 《건강검진 통계연보》를 발간했다. 이 내용을 보면 현재 우리나라 국민들의 건강 상태가 어느 정도인지 대략 짐작할 수 있다. 일반건강검진을 받은 전체 국민 중 정상 A 판정을 받은 비율은 12.6%에 불과했다. 또한 경계에 해당하는 정상 B 판정을 받은 사람은 33.5%로 전체의 46.1%만이 정상 판정을 받은 것이다. 나머지 질환의심 판정을 받은 사람이 30.4%, 유질환자로 판정받은 사람이 23.5%였다. 전체 검진 대상자 중 53.9%가 질환이 의심되거나 질환에 시달리고 있다는 결과가 나온 것이다.

더욱 우려되는 것은 5년 전과 비교할 때 정상(A, B) 판정의 비율은 0.4%

줄어들었고 유질환자는 5.1%나 증가했다는 사실이다. 게다가 암 발생도 5년 전에 비해 위암은 8.6%, 대장암은 9.1%, 간암은 21.7%, 유방암은 6.5%, 자궁경부암은 7.9%나 증가했다.

세부적으로 전체의 26.6%가 복부비만(남자 90cm, 여자 80cm 상회)이 있는 것으로 나타났으며, 고혈압(130/85mmHg 이상이거나 고혈압 약제 복용)이 49.2%, 고혈당(공복 100mg/dL 이상이거나 당뇨약 복용)이 42.9%, 고중성지방혈증(150mg/dL 이상이거나 약제 복용)이 35.4%, 낮은 HDL콜레스테롤혈증(남자 40mg/dL 미만, 여자 50mg/dL미만이거나 약제 복용)이 24.8%로 나타났다. 복부비만, 고혈압, 고혈당, 고중성지방혈증, HDL콜레스테롤혈증 등 다섯 가지는 대사증후군을 판단하는 기준으로 삼는 지표들로 세 개 이상을 보유했을 때 대사증후군 질환자로 판정하게 된다. 그런데 전체 검진 대상자의 30.4%가 다섯 개 요인 중 세 개 이상을 보유한 것으로 나타났다. 또 다섯 개 요인 중 한 개 이상을 보유한 사람은 전체 검진자의 78.5%나 됐다. 가히 충격적인 결과라 하지 않을 수 없다. 대사증후군은 만병의 근원으로 알려져 있으니 이 데이터로 볼 때 앞으로 질환자가 더 늘어날 것이라 쉽게 예상할 수 있다.

2018년은 과거에 비해 의료기술은 더욱 발전했고 국민들 사이에 건강에 대한 관심은 더욱 높아져 있던 해이다. 그런데 건강지표는 날이 갈수록 더욱 나빠지고 있으니 이 논리적 모순을 어떻게 봐야 할까? 병원에서 몰려드는 환자들의 질환을 고쳤다면 환자가 줄어들어야 정상이고, 국민들이 건강에 관심을 가지고 건강관리를 했다면 이 또한 질환자가 줄어들어야 정상인데 오히려 질환을 겪는 사람들이 늘어나고 있으니 이 논리적 모순을 어떻게 봐야 할까?

물리학에 엔트로피 법칙이 있다. 어떤 상태를 그냥 놔두면 무질서도가 점점 증가하는 방향으로 에너지가 흐르고 반대로 무언가 인위적인 제재를 가하면 질서로 방향이 바뀌게 된다는 내용을 담은 법칙이다. 누군가 우주에서 전체적으로 보는 사람이 있다면 우리나라의 의료상황은 지금 무질서도가 증가하는 방향으로 흐르고 있다고 판단할 것이다. 이제 이 문제를 그냥 방치해 둘 것이 아니라 누군가가 나서 이 문제를 해결할 수 있는 대안을 만들어냄으로 무질서도를 멈추게 만들어야 한다.

그렇다면 도대체 이러한 모순은 왜 생기는 걸까? 나 역시 의사이자 지식인의 한 사람으로서 책임감을 느낀다. 특별히 소화기내과 전문의로서의 대안에 접근해보고자 한다.

대사증후군으로 좁혀 생각해보면 발병 원인에 어느 정도 접근할 수 있다는 생각이다. 현재 알려진 대사증후군의 원인은 복합적이나 환경적 요인이 크게 작용하는 것으로 보고 있다. 불규칙하면서 지나친 동물성 지방 위주의 식단, 운동 부족, 높은 스트레스 등의 환경이 대사증후군의 위험을 더 높이고 있다는 것이다. 여기에서 힌트를 얻을 수 있다. 단순하게 이 세 가지 중 두 가지만 잡아주더라도 대사증후군이 크게 개선된다는 실험결과가 있다.

2022년 5월 EBS1에서 방영된 〈명의〉란 프로그램에 그 해법이 등장한다. 이 프로그램에 식이요법과 운동요법을 통해 대사증후군을 치료하는 임상연구로 주목받고 있는 이지원 가정의학과 교수가 등장했다. 이 교수는 이 프로그램에서 대사증후군을 앓고 있는 여덟 명의 참가자들과 함께하는 3주간의 대사증후군 극복 프로젝트를 실시했다.

각각 네 명씩 두 그룹으로 나눠 한 그룹은 식이요법만 진행하고 나머지 그룹은 식이요법과 운동요법까지 병행하는 것으로 진행했다. 연구 결과는 어땠을까? 놀랍게도 여덟 명 전원의 체중과 체지방이 감소했다. 불과 3주 만에 체중이 5kg 이상 줄어든 사람도 있었다.

그렇다면 대사증후군과 관련된 혈액 검사 수치는 어떤 결과가 나왔을까? 놀랍게도 대부분 참가자의 혈압과 혈당, 중성지방, LDL 콜레스테롤 수치가 크게 개선되었다. 특히 운동까지 병행한 그룹의 경우 약물을 끊을 수 있을 만큼의 변화가 나타났다.

나는 이 임상연구에서 뭔가 답을 찾을 수 있다고 생각한다. 병원에서는 대사증후군 치료를 주로 약물로 접근하나 이들은 식이요법과 운동요법만으로 크게 개선된 결과를 얻은 것이다. 소화기내과 의사 입장에서 어떻게 이런 결과가 나올 수 있었는지 생각해보지 않을 수 없다. 우선 이들이 실시한 식이요법에 주목해 보자.

이들이 3주간 실천한 식단은 한국인의 사망률을 낮추는 영양소 비율을 조합하여 만든 것으로 탄수화물 50%, 단백질 20%, 지방 30%의 비율을 맞추었다. 또 오메가3 지방산 섭취를 늘릴 수 있도록 식물성 지방인 불포화지방산과 고단백 식품 섭취를 늘리고 많은 양의 야채로 섬유질을 섭취하도록 하였다. 반면 몸에 해로운 포화지방이나 트랜스지방 섭취는 제한하였다. 운동요법으로는 체지방을 줄일 수 있는 근력운동과 유산소운동을 병행하였다.

이러한 식이요법과 운동요법은 일단 소화기 내부 환경을 바꾸는 작용을 일으키게 된다. 일단 몸에 해롭다고 알려진 포화지방이나 트랜스지방이 들어오지 않으므로 장에 무리를 주지 않는다. 이런 상태에서 섬유질을 많이 섭취하면 장내미생물 환경이 바뀌게 되는데 이때 유익균의 작용에 의해 염증이 감소하고 장운동이 활발해져 소화와 흡수가 원활히 이루어지게 된다. 장 기능의 핵심인 소화와 흡수가 활발히 이루어지므로 장 건강이 개선된 셈인데 이것이 대사증후군 개선에 도움을 준 것으로 생각할 수 있다.

결국 중요한 것은 식이요법과 운동요법에 의해 장내환경이 개선되었고 이를 통하여 대사증후군도 개선되었다는 사실이다. 이를 역으로 생각해볼 때 대부분 혈액 이상과 관련이 있는 대사증후군이 장내환경의 개선과 함께 좋아졌다는 것은 장내환경의 개선이 곧 혈액의 문제해결과 연관되어 있음을 알 수 있다. 혈액이 좋아지고 혈액순환만 원활히 이루어져도 우리 몸의 웬만한 문제들은 해결될 수 있다. 결국 장내환경 개선은 우리의 건강을 위해 가장 중요한 일이라 하지 않을 수 없다.

인체는 독소 공장,
장은 독소 공장 공장장

• • •

EBS 〈해독, 몸의 복수〉 제작팀이 펴낸 《독소의 습격, 해독혁명》에는 현대인이 얼마나 독소에 노출되어 있는지 적나라하게 보여주고 있다. 공기 중에 떠다니는 유해가스를 통해 받아들이는 독소가 있고, 유해 환경에 접촉하면서 우리도 모르게 몸으로 들어오는 독소도 있다. 대표적으로 집에서 쓰는 주방용품, 세제 등에 포함된 화학물질이 그것이다. 이러한 생활 속의 독소들은 집뿐만 아니라 대중교통으로 이동하는 중에도 또 회사의 사무실에서도 아주 쉽게 만날 수 있다.

무엇보다 인체에 가장 큰 영향을 끼치는 독소는 음식물을 통해 들어온다.

인간은 하루 세끼를 먹어야 살아갈 수 있는 존재다. 어쩔 수 없이 음식을 먹어야 하는데 현대인의 음식은 많은 독소에 노출되어 있다. 과거에는 자연에서 나오는 그대로의 음식을 섭취했으나 현대인은 인스턴트식품이나 패스트푸드로 만들어진 음식을 먹을 수밖에 없는 음식문화 속에 놓여있다. 그런데 인스턴트식품이나 패스트푸드에는 맛을 내거나 맛있게 보이기 위해 그리고 오랫동안 보관이 가능하도록 하는 각종 화학첨가물이 포함되어 있어 이것이 그대로 인체에 들어와 독소로 작용하게 된다. - 물론 식약처에서는 이러한 식품들이 인체에 유해하다는 과학적 증거가 없어 허가를 인정해주었다고 하지만 완전히 믿기는 어려운 상태다. 무엇보다 과다한 화학첨가물들이 인체의 소화기관에 무리를 주는 것은 쉽게 예상할 수 있는 부분이다. 또한 지나친 동물성지방과 튀긴 음식 등에 포함된 트랜스지방이 인체에 유해한 것은 이미 알려진 사실이다.

음식물에 의한 독소는 사실 우리 몸 안에서 자체적으로 만들어지는 것도 있다. 먼저 단백질이 분해될 때 암모니아, 요산, 요소와 같은 질소산화물이 만들어진다. 그래서 고기를 먹고 나면 냄새가 심한 변과 방귀가 잘 나오게 되는 것이다. 또 지방이 분해되어 쌓이면 고중성지방, 고콜레스테롤 등이 발생할 수 있다. 이것들이 혈관에 쌓이면 혈액순환을 방해하는 주범이 되는 것이다. 탄수화물이 분해되면서 만들어지는 당은 고혈당을 만들 수 있으며 이것이 심해지면 당뇨병을 일으킬 수 있는 것이다. 단지 영양소의 분해과정에서만 독소가 생기는 것은 아니다. 음식물의 에너지 대사 과정에서 꼭 필요한 것이 산소인데 이 산소가 부족할 경우 불완전연소가 일어나 독소와 노폐물을 발생시킬 수 있다.

독소를 이야기할 때 빼놓을 수 없는 것이 활성산소다. 활성산소는 호흡의 대사과정에서 발생하는 필수불가결한 물질이다. 다음의 광합성과 호흡의 메커니즘을 살펴보자.

광합성 : 빛 에너지 + 물 + 이산화탄소 ⟶ 포도당 + 산소

호흡 : 포도당 + 산소 ⟶ 물 + 이산화탄소 + 에너지

이 반응식에서 알 수 있듯 인간의 호흡반응은 식물의 광합성반응의 역반응으로 일어난다. 즉 식물은 햇빛으로부터 에너지를 얻어 양분을 생산해 내는데 반해 동물은 그 식물에서 생산한 양분을 먹고 그 양분의 화학반응을 통하여 얻은 에너지로 살아가게 되는 것이다.

그런데 이 양분의 화학반응이 곧 호흡반응이라는 사실을 아는 사람들은 많지 않다. 사람들은 왜 우리가 산소가 21% 섞인 공기를 호흡으로 끊임없이 들이켜고 이산화탄소를 내뱉는 호흡, 즉 하루에도 약 2만 번에 달하는 호흡을 해야 살아갈 수 있는지 잘 모른 채 생활하고 있다. 그런데 이 호흡이야말로 음식물을 통하여 흡수한 양분의 분해반응을 통하여 에너지를 얻는 과정임을 이해한다면 호흡이 얼마나 중요한 생명의 과정인지 이해할 수 있을 것이다.

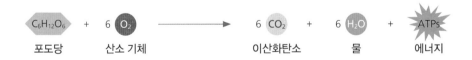

$C_6H_{12}O_6$ + 6 O_2 ⟶ 6 CO_2 + 6 H_2O + ATPs

포도당　　　산소 기체　　　　　　　이산화탄소　　　물　　　에너지

그림 4-1 우리몸에서 에너지를 만드는 과정

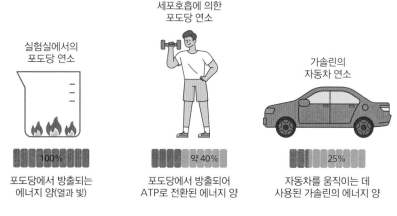

실험실에서의
포도당 연소

세포호흡에 의한
포도당 연소

가솔린의
자동차 연소

100%

약 40%

25%

포도당에서 방출되는
에너지 양(열과 빛)

포도당에서 방출되어
ATP로 전환된 에너지 양

자동차를 움직이는 데
사용된 가솔린의 에너지 양

그림 4-2 인체와 자동차 화학반응에서 에너지 효율 비교(ATP: 에너지의 단위)

　　즉 호흡이 에너지를 만들어내는 화학반응을 자세히 살펴보면 포도당과 함께 산소가 필요함을 알 수 있다(그림 4-1). 이를 산화반응이라고 하는데 마치 자동차의 엔진에서 휘발유가 산소와 연소반응을 일으켜 열에너지를 만들어내는 것과 비슷한 과정이라고 할 수 있다(그림 4-2).

　　그런데 자동차의 엔진에서도 완전 연소반응은 일어나지 않는다. 세포호흡에 의한 에너지 양은 40%인데 반하여 가솔린의 자동차 연소를 보면 25%로 낮고 일부의 산소가 불완전 연소반응을 일으켜 일산화탄소를 만들어내는 등 부작용이 생긴다.

　　마찬가지로 호흡의 과정에서도 4~5%의 산소가 불완전 반응을 일으켜 활성산소를 만들어내게 된다. 이때 만들어진 활성산소는 두 얼굴을 가진 아수라백작과 같은 존재다. 활성산소는 우리 몸에 침투한 세균이나 바이러스를 공격하여 죽이거나 세포의 생성에도 관여하는 등 유익한 역할을 하기도 하지만 반대로 정상세포를 공격하여 각종 질병과 노화의 주범이 되기도 한다. 활성산소가 후자의

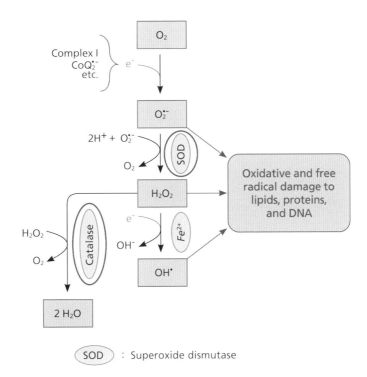

SOD : Superoxide dismutase

그림 4-3 활성산소를 분해하여 처리하는 항산화효소들

행동을 할 경우 활성산소는 인체에 매우 해로운 독소로 작용하게 된다.

여기에서 우리는 의문을 품을 수밖에 없다. 호흡을 하지 않으면 죽게 되는데 이 호흡 때문에 활성산소가 발생한다면 이를 피할 수 있는 방법이 있지 않을까 하는 의문이 든다. 하지만 너무 걱정하지 않아도 되는 게 우리 몸에는 활성산소를 우리 몸에 해가 되지 않을 정도의 양으로 조절해주는 효소인 항산화효소가 있어 활성산소의 무제한 증가를 막아준다(그림 4-3).

따라서 건강한 사람이라면 활성산소가 큰 문제가 되지 않는다. 하지만 활성산소가 과다하게 발생하여 균형이 깨진 사람은 질병의 위험에 노출된 것이므로 조심해야 한다.

그렇다면 활성산소는 어떤 경우 과다하게 발생하게 될까? 활성산소는 호흡을 통하여 발생하므로 운동 등을 통하여 호흡량이 많아지면 활성산소의 발생량도 증가하게 된다. 따라서 적당한 운동은 건강에 이롭지만 과다한 운동은 오히려 몸에 독이 됨을 알아야 한다. 또한 건강에 이상이 생겨 항산화효소가 적게 생산될 경우도 활성산소의 위험에 빠질 수 있다. 따라서 건강에 문제가 생겼거나 노화로 인하여 항산화효소가 적게 생성되는 노인들의 경우 과다한 운동은 피하는 것이 좋다.

또 적당량의 규칙적 운동이 항산화효소의 분비를 촉진한다는 연구결과로 미루어 볼 때 꾸준하고 규칙적인 운동이 중요함을 알 수 있다. 이 외에 과도한 스트레스와 과로 등도 활성산소를 많아지게 하는 주범임을 알아야 한다. 과도한 스트레스를 받거나 과로를 하면 인체는 에너지를 더 많이 소비하게 되므로 활성산소의 발생량이 많아지는 것이다. 따라서 과도한 스트레스와 과로는 건강의 주적임을 인식하고 절대적으로 피하기 위해 노력해야 한다.

장 속에서 음식물이 소화되는 과정에서 독소가 발생할 수 있음을 알아두어야 한다. 우리는 트림할 때 독한 냄새가 난다든지 방귀 냄새가 지독한 것을 통하여, 또 배에 가스가 차는 현상을 통하여 간접적으로 장내 음식물의 처리과정에서의 가스 생성을 경험할 수 있다. 장내 음식물의 처리과정에서의 과도한 가스가 생성되는 이유는 소화불량에 동반되는 노폐물의 배출지연 때문이다. 음식물이 정상적으로 소화되지 못한 채 정체한다면 장내의 무수한 세균과 바이러스에게는 아주 좋은 배지와 영양분이 될 수 있다. 이러한 세균과 바이러스가 음식물 찌꺼기를 분해하면서 냄새가 나쁜 과도한 가스를 발생하게 된다. 이때 유해한 세균과 바이러스의 증식까지 일어나 장내에는 가스가 다량 발생하게 되고 유해균에 의해 생성된 독소가 포함된 가스 발생으로 배에 가스가 차고 트림과 방귀가 잦아지는 현상이 일어나는 것이다.

마지막으로 이런 생물학적 현상 외 정신적 작용에 의해서도 독소가 발생할 수 있다는 사실도 알아두어야 한다. 앞에서 스트레스를 많이 받으면 활성산소도 많이 발생한다는 이야기는 이미 했었다. 하지만 이뿐 아니라 코르티솔(Cortisol), 아드레날린(Adrenaline), 노르아드레날린(Noradrenaline) 같은 스트레스 호르몬의 분비량도 증가한다.

그런데 이 호르몬들이 과다하게 분비될 경우 인체에 나쁜 영향을 미치게 된다. 즉 이러한 호르몬은 우리의 교감신경을 항진시켜 소화를 담당하고 있는 부교감신경 즉 미주신경의 작용을 방해하는 결과를 초래한다. 이에 의해 우리는 흥분상태에 빠져 식사를 제대로 하지 못하고 수면을 이루지 못하게 되어 결국 우울증이나 불안장애로 갈 수 있는 것이다.

3

독소가 온 몸으로 퍼지는 메커니즘

...

앞에서 우리는 수많은 환경적, 정신적 이유로 인해 인체에 활성산소 등 독소(인체에 좋지 않은 물질을 모두 표현하는 단어로 사용함)가 쌓인다는 사실을 알 수 있었다. 이러한 독소가 인체로 들어오는 경로는 크게 세 가지로 볼 수 있다.

첫째는 공기에 섞여 호흡을 통해 들어오는 독소로 이는 폐를 통하여 혈액과 림프로 들어가게 된다. 둘째는 음식물을 통해 만들어지는 독소로 이는 위와 장 등의 소화기관을 통하여 혈액과 림프로 들어가게 된다. 셋째는 세제나 화장품, 연고 등의 형태로 피부를 통하여 들어오는 독소로 이 역시 피부 속 혈관을 통하여 혈액과 림프로 들어가게 된다.

건강한 사람이나 그렇지 않은 사람이나 같은 환경에 놓여 있다면 이러한 독소로부터 자유로울 수 없다. 그런데 이처럼 무수한 독소가 들어오는 데도 건강한 사람은 어떻게 건강을 유지하는 것일까?

그 이유는 인체에 독소를 배출시키는 자정(自淨) 시스템이 갖추어져 있기 때문이다. 이러한 독소를 제거하는 대표적 기관은 간, 신장 등인데 이러한 기관은 절묘하게 발달된 자정기능으로 효과적인 해독작용을 해냄으로써 나머지 노폐물과 독소를 대변과 소변으로 내보내는 역할을 끊임없이 하고 있다. 이러한 기능이 원활하지 않을 때 발생하는 질환이 만성 신부전과 간부전인데 이때는 생존이 어렵게 되고 얼굴과 피부 색깔이 병적으로 변한다.

한편 소장과 대장도 음식물 속의 영양소만 흡수하고 나머지 노폐물과 독소를 대변으로 내보내는 역할을 하기 때문에 제2의 해독기관이라고 볼 수 있다. 또한 노폐물과 독소는 땀으로 배출되기도 하기 때문에 우리 몸에서 아주 넓은 면적을 차지하는 피부 또한 해독기관이라고 볼 수 있다. 여기에 더하여 호흡을 통하여 이산화탄소와 같은 노폐물을 배출시키기 때문에 폐 또한 해독기관의 역할을 하고 있다.

폐는 섬세한 섬모를 통해 호흡으로 이미 들어온 좋지 않은 먼지 등도 위쪽으로 밀어내어 가래로 뱉게 하기도 한다. 이처럼 인체는 자체의 자정작용에 의해 노폐물과 독소를 밖으로 배출시키는 시스템을 갖고 있기에 자정작용이 건강하게 일어나는 사람이라면 독소에 대한 걱정을 크게 할 필요가 없다. 하지만 자정 시스템에 문제가 생겨 노폐물과 독소의 일부가 배출되지 않고 인체에 쌓이게 되면 이것들이 질병을 일으키는 원인이 되는 것이다.

그렇다면 이렇게 생긴 독소가 혈액과 림프로 흘러들어간 후 어떤 과정을 통하여 질병에 이르는 메커니즘을 겪게 되는 걸까? 혈액은 인간과 같은 포유동물의 경우 발생단계에 따라 피를 만들어내는 기관이 달라진다.

즉 난자, 정자의 수정 후 개체가 되기 전까지의 시기에는 간에서 피가 만들어지나 개체가 된 이후에는 비장이나 골수에서 혈액이 만들어진다. 사람은 대개 골수에서 피가 만들어지는데 이렇게 만들어진 깨끗한 피는 심장의 동맥을 통하여 온 몸으로 흐르다가 각 기관에서는 모세혈관으로 연결되어 일을 마친 후 정맥을 통해 심장으로 돌아오게 된다(그림 4-4).

이러한 현상이 맥박으로 나타나 1분에 60~100회 반복하는 것이다. 심장 좌심실에서 대동맥을 통해 뻗어나간 동맥은 모세혈관으로 연결되어 있으며 각 기관마다 특이한 여러 가지 업무를 진행한다. 업무 과정에서 이산화탄소와 노폐물을 받은 정맥은 우심실에서 폐동맥을 통해 폐로 가는데 폐의 모세혈관에서는 확산(Diffusion)을 통해 기도로 들어온 산소와 모세혈관의 이산화탄소를 교환시켜 준다. 한편 소장에서는 융모를 통해 영양소를 흡수하는데 여러 가지 과정으로 만들어진 독소가 혈액에 유입될 수 있다.

예를 들어 대장에서 장내세균에 의해 만들어진 메탄가스(CH_4)가 혈액으로 유입되는 식이다. – 모세혈관은 이렇게 받아들인 영양소와 산소(및 독소 등)를 정맥으로 전달하고 이는 다시 폐로 가서 이산화탄소 및 수소가스 등은 폐를 통해 배출되지만 나머지는 심장으로 돌아온 후 다시 동맥과 모세혈관을 통해 위, 심장, 뇌, 폐 등의 각 기관으로 전달하는 역할을 한다.

혈액에 들어있는 영양소와 산소는 기관을 이루고 있는 조직 속 세포로 흘러들어가 세포가 살아갈 수 있게 한다. 그런데 만약 이때 기관의 세포에 독소가

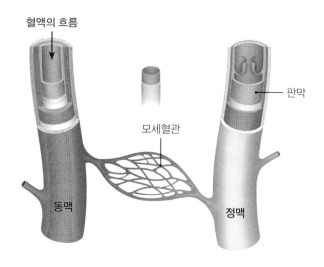

혈액의 흐름

판막

모세혈관

동맥

정맥

그림 4-4 우리 몸 혈액의 흐름

과량으로 흘러들어오면 세포가 감당하지 못하고 독소가 이상적으로 쌓이는 상황이 벌어지게 된다. 세포는 이를 방어하기 위해 면역세포를 작동시키지만 이 싸움에서 질 경우 결국 염증이 생기는데 이러한 염증이 조기에 진화되지 못하고 진행하게 되면 질병으로 발전하게 된다.

아마도 사람마다 이런 싸움에서 약한 부분이 있는데 이 부분에 독소가 쌓일 경우 질병이 생기는 것으로 추측할 수 있다. 이것이 주로 폐와 장과 피부에서 만들어진 독소가 인체의 다른 곳까지 퍼져 질병을 만들어내는 기전이라 하겠다.

그런데 사람의 혈액순환은 여기에서 그치지 않는다. 영양분과 산소를 공급받은 세포에서는 미토콘드리아의 에너지 대사과정을 통하여 에너지를 만들어내면서 활성산소와 같은 독소도 만들어내게 된다. 여기에 더하여 수많은 세포들은 자멸사(Apoptosis) 등을 거쳐 새로운 세포로 재생되게 되는 과정에서 노폐물을 만든다.

그리고 이러한 독소와 노폐물은 모세혈관을 통해 내보내는데 이 정맥이 다시 심장으로 돌아와 폐에서 해독과정을 거친 후 다시 동맥혈로 흘러가며 혈액의 순환이 이루어지는 것이다. 실제 각 기관에 퍼져 있는 동맥의 모세혈관은 정맥의 모세혈관과 연결되어 있다(그림 4-4).

전체의 혈액 중 약 70% 이상이 독소와 노폐물이 포함되어 있는 정맥혈이다. 그런데 이 정맥혈에 감당할 수 있는 것보다 더 많은 독소와 노폐물이 쌓일 경우 이를 해독하는 기관(간과 신장 등)에도 해를 가하여 질병을 유발할 수 있다.

우리 몸을 구성하고 있는 세포들의 구성 물질인 핵산 중 하나인 퓨린이라는 성분이 대사되면서 얻어지는 찌꺼기 물질인 요산을 그 예로 들 수 있다. 일정량의 요산은 혈액 내에 정상적으로 존재하여 녹아 있고 신장을 통하여 소변으로 배설된다. 하지만 여러 이유로 혈액 내 요산 농도가 증가하면 과다한 요산이 결정 형태로 관절 조직에 쌓이면서 급성으로 염증을 일으켜 심한 통증을 유발하게 되는데, 이를 통풍이라고 한다.

요산의 침착은 신장이나 요로결석을 형성하기도 한다. 종종 고혈압, 비만, 고지혈증, 심혈관 질환 및 신기능 장애 등 성인병과 같이 나타나기도 하고 대사성 질환이 나타나기 전 7mg/dL 이상의 요산 증가가 먼저 나타나기도 한다. 즉 이렇게 해독되지 못한 독소와 노폐물이 다시 혈액순환 과정을 통하여 각 기관에 전달되므로 질병을 유발할 수도 있는 것이다.

해독을 통하여 배출되지 못한 독소와 노폐물은 이와 같은 과정을 통하여 질병을 일으킬 수 있으므로 반드시 이 문제를 해결하기 위해 노력해야 한다. 이 때문에 최근 디톡스(해독 프로그램)가 인기를 끌고 있는데 적절한 식이, 운동 등으로 건강을 잘 유지하고 있는 분들의 경우 이러한 프로그램은 필요하지 않다. 다만 시간이 없고 환경적 요인 등으로 독소에 노출되기 쉬운 경우 전문가와 상의 후 시도해볼 수 있겠다.

4

장이 좋아지면
호전되는 병이 많다

. . .

장 질환이 만병의 근원이라는 말이 있
다. 실제 두통이나 어깨 결림 등 장과는 전혀 관계가 없을 것 같은 증상이 실제
장 질환과 같이 나타나는 경우가 종종 있다. 그렇다면 정말로 장 질환이 어떻게
해서 만병의 근원이 될 수 있는지 가장 작은 단위인 장의 독소부터 시작하여 추
적해보는 시간을 가져보자.

우리 몸은 식도부터 직장에 이르기까지 장세포를 보호하기 위한 기전
을 가지고 있는데 장상피세포의 세포막 자체와 다른 하나는 세포와 세포 사이
의 간극을 메꾸어 외부 물질의 침입을 막아주는 정교한 밀착연접관련 단백질(그
림 4-5A)로는 폐쇄띠(Zonula Occludins-1(ZO-1)), 오클루딘(Occludin(OCLN)),

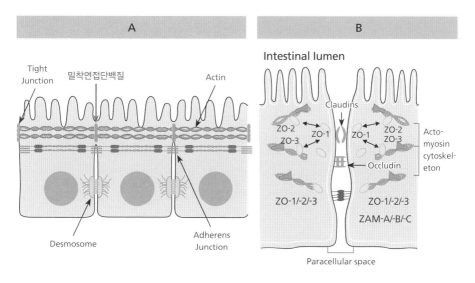

그림 4-5 장상피세포 사이의 밀착연접관련 단백질 분포(A)와 밀착연접관련 단백질 구성원(B)

Claudin-1,2,4(CLDN)가 있다(그림 4-5B).

　　외부의 음식물로부터 유입되었든 장에서 장내세균이 만든 독성이든 간에 장에 독소가 생길 경우 가장 먼저 예상할 수 있는 반응은 장벽의 손상이다. 즉 세포에 해로운 독소가 장벽세포에 손상을 가하기 시작하면 처음에는 저항기전을 총동원하여 대응을 해보다가 독소가 저항인자보다 우세하면 장벽에 손상이 일어난다.

　　장 독소에 의한 장벽세포의 손상이 지속될 때 발생할 수 있는 질병으로 '장누수증후군(새는장증후군)'이 있다. 건강하고 튼튼한 장은 장점막의 세포막과 밀착연접관련 단백질이 힘을 합쳐 나쁜 물질이 들어오지 못하도록 잘 막아주는 상태를 유지한다. 하지만 장벽의 세포가 독소에 의해 손상을 입거나 밀착연접관

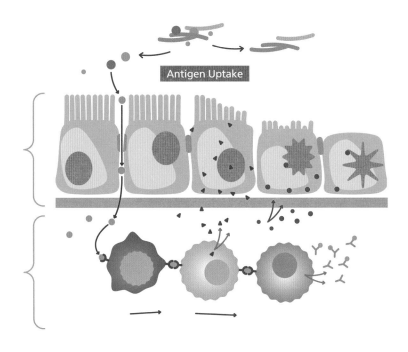

그림 4-6 장 장벽 손상으로 항원이 들어오고 여기에서 만든 염증물질이 이차적으로 혈액으로 들어감

련 단백질 저지선에 문제가 생기게 되면 세포들 사이의 틈이 느슨해지면서 아직 충분히 분해되지 않은 단백질이나 탄수화물의 덩어리들이 점막세포 내로 들어오고 이는 다시 점막이나 점막하층에 들어와 있는 모세혈관을 타고 혈액 속으로 흘러들어가는 상황이 벌어지게 된다.

 이 때 혈액 속 면역세포들은 이를 적으로 간주하여 이 덩어리들이 들어오지 못하도록 이 부위에 염증 반응을 일으키게 되는데 이것이 세포와 세포 사이의 틈을 더욱 벌어지게 만든다. 이로 인해 각종 독소와 염증물질들까지 혈액 속으로 들어오는 일이 일어나게 된다. 이렇게 혈액 속으로 침투한 독소와 염증물질들은 혈류를 타고 흐르면서 다른 장기에도 문제를 일으키게 된다(그림 4-6).

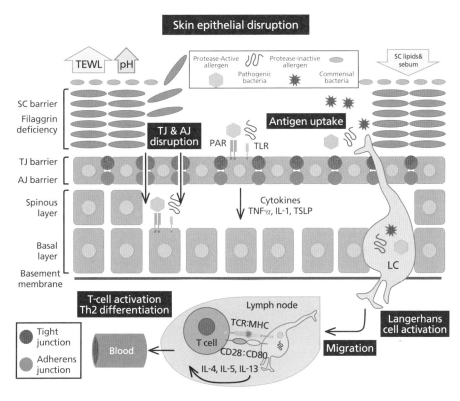

그림 4-7 피부 장벽 손상 후에 피부에서 만든 염증물질이 이차적으로 혈액으로 들어감

만약 이 독소와 염증물질이 혈류를 타고 흐르다가 피부에 나쁜 영향을 끼치면 아토피가 생길 수 있다. 실제 아토피가 있는 아이의 장벽을 살펴봤더니 건강한 아이에 비해 훨씬 많은 알레르기 항원이 들어온 것을 관찰한 연구결과도 있다. 반대의 논리도 있다. 즉 피부 장벽 손상과 피부염 발생이 먼저이고, 이후에 피부에서 만든 염증물질이 이차적으로 호흡기와 장벽까지 손상시킨다는 것이다.

그 근거로는 피부에서 만들어진 흉선기질림프단백(Thymic Stromal Lymphopoietin, TSLP)을 차단하면 이차적인 호흡기 손상도 막을 수 있다는 실험

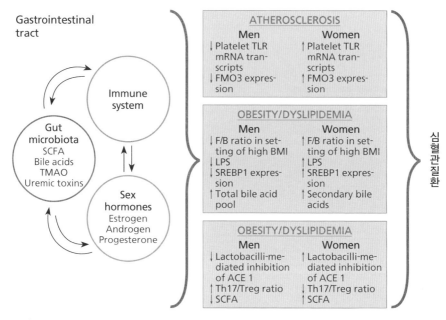

그림 4-8 장내미생물과 면역, 그리고 성호르몬의 상호작용으로 인해 동맥경화, 비만, 고지혈증이 발생함

결과를 제시할 수 있다(그림 4-7).

즉 아토피피부염에 음식알레르기가 흔한데 음식 항원도 장이 아니라 피부를 통해 감작된다는 것이다. 장누수증후군 때문에 아토피피부염이 생기는 것이 아니라 아토피피부염 때문에 장누수증후군이 생긴다는 주장으로 피부와 장의 관계가 일방적인 관계라기보다는 상호밀접한 관계가 있는 것을 시사한다 하겠다.

이뿐만 아니라 장에서 출발한 독소와 염증물질이 호흡기를 침범하면 천

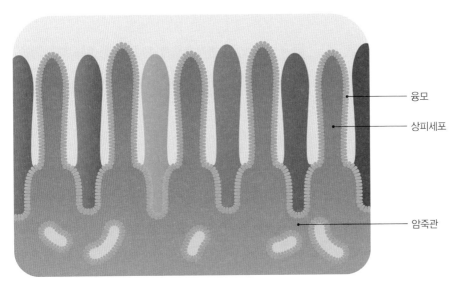

융모

상피세포

암죽관

그림 4-9 소장 벽의 아주 작고 가는 돌기 모양의 소장 벽 융모

식, 비염, 호흡곤란 등의 증상을 일으킬 수 있다. 또한 독소와 염증물질이 혈관의 죽상경화를 유발하여 협심증과 심근경색, 뇌졸중, 말초혈관 질환 등 다양한 심혈관계 합병증을 유발할 수 있고, 심비대와 심근섬유화를 유발하여 심부전 위험을 증가시킬 수 있음이 밝혀지고 있다(그림 4-8). 장 질환이 만병의 근원이라는 말이 나온 이유가 점점 그 근거를 찾고 있는 것으로 보인다.

그렇다면 이러한 장 건강을 어떻게 회복해야 할까? 여러 가지 방법이 있겠지만 그중 프로바이오틱스에 주목할 필요가 있다. 왜냐하면 장누수증후군이 유익균과 관계되어 있기 때문이다. 소장 벽의 모양은 아주 많은 융모로 이루어져 있다(그림 4-9). 융모란 아주 작고 가는 돌기 모양의 조직으로 소장 벽이 융모로 이루어진 까닭은 영양소를 흡수할 수 있는 표면적을 늘리기 위해서다.

그런데 이 수많은 융모와 융모 사이에 유익균들이 살고 있는 것으로 밝혀졌다. 연구에 의하면 이러한 유익균들은 장벽세포를 보호할 뿐 아니라 장벽이 흡수하는 영양소 중 너무 크거나 충분히 분해되지 않은 입자가 흡수되지 않도록 돕는 역할까지 하는 것으로 알려졌다.

만약 이 연구가 사실이라면 장누수증후군은 독소 내지 사이토카인 증가로 인한 유익균의 감소가 한 원인이라고도 볼 수 있다. 따라서 이런 환자들에게 프로바이오틱스를 처방하여 다시 유익균의 환경 상황을 정상으로 돌릴 수 있다면 장누수증후군의 개선에 큰 도움을 줄 수 있을 것이 분명하다.

이렇게 하여 장내환경이 개선되고 장 건강이 회복되면서 뜻하지 않게 알레르기 질환이 좋아지는 경우가 종종 관찰되고 있어 장누수현상과 알레르기 질환의 관련성을 뒷받침하고 있다. 최근에는 장 면적에 못지 않게 넓은 면적을 차지하는 피부에 상재하는 세균에 대한 관심이 많아지고 있고 피부 질환에 따라 그 세균 분포가 달라짐이 보고되고 있다.

따라서 장 장벽과 피부 장벽에 유기적인 관련성이 있다고 전제할 때 좋은 프로바이오틱스 복용은 장누수현상을 호전시키고 이에 의해 아토피가 좋아질 수 있는 근거가 된다. 또한 반대로 피부에 좋은 프로바이오틱스 복용으로 면역 기전의 변화가 생기면 이는 다시 아토피 호전과 함께 장누수증후군의 개선에 도움이 될 것이다.

또한 장내미생물 이상으로 혈관의 죽상경화를 유발하고 이로인한 비만, 심장 질환, 고지혈증(그림 4-8)이 장기간의 프로바이오틱스 복용으로 좋아진다면 대사 질환에 효과가 있을 것으로 추정되나 이에 대해서는 좀 더 많은 연구로 이를 뒷받침할 필요가 있다.

최근 필자는 위에 사는 헬리코박터 파일로리라는 유해균을 제균했을 때 관상동맥 질환이 예방됨을 발표한 바 있다. 즉 2003년부터 2022년까지 분당서울대병원에서 위내시경을 받은 7,608명의 환자를 대상으로 진행됐는데 관상동맥 질환이 없는 헬리코박터 파일로리 감염자 4,765명에 대해 제균 치료를 받은 환자(3,783명)와 제균하지 않은 환자(982명)를 장기간 추적관찰 했다. 두 그룹은 연령, 성별, 음주량, 흡연 여부, 당뇨병, 고혈압, 아스피린 섭취량 등의 차이가 없어 정확한 비교가 가능했다. 그 결과, 남녀 모두 제균 치료를 받아 헬리코박터균이 박멸된 환자들의 관상동맥 질환 누적 발병률이 비제균 그룹에 비해 유의미하게 감소한 것으로 나타났으며, 남성은 65세 미만에서, 여성은 65세 이상에서 이러한 예방 효과가 특히 큰 것으로 밝혀졌다. 즉 성차가 있는 것이다. 이는 아마도 여성호르몬(에스트로겐)이 감염에 대한 면역 반응을 강화하고 혈관을 확장하는 효과가 있기 때문에, 에스트로겐 수치가 비교적 높은 65세 미만에서는 제균 효과가 나타나지 않다가 폐경이 되고 10년 이상이 되면서 심장질환 발생률이 높아진 65세 이상 여성에서 제균 치료로 인한 심혈관 질환 예방 효과가 나타난 것으로 추정되었다.

01   **미국 전 대통령을 살린 장내세균의 정체**

02   **노인에게 늘어나고 있는 위막성장염**

03   **대변으로 치료하는 대변이식술**

04   **장내세균이 만들어내는 가스의 정체**

05   **장내세균이 면역에도 관계한다고?**

06   **비만도 장내세균 때문이라고?**

07   **유익균과 유해균의 적절한 비율이 있다?**

08   **프로바이오틱스가 풍부한 식품들**

09   **마이크로바이옴을 주목하라**
          세균에 기생하는 바이러스

5부

장내세균의
비밀

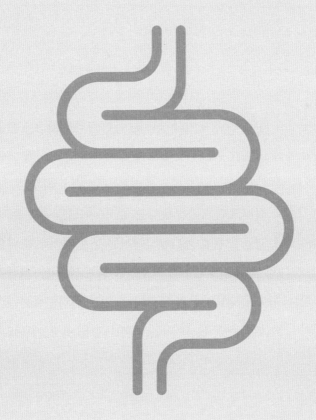

1

미국 전 대통령을 살린
장내세균의 정체

. . .

최근 장 건강과 관련하여 장내미생물의
중요성이 대두하고 있다. 변비와 설사 등에는 이미 오래전부터 유산균이 좋다고
하여 발효식품의 중요성이 강조되어 왔으며 병원에서도 고치기 어렵다는 과민
성장증후군의 치료에도 프로바이오틱스가 이용되고 있다. 이것은 장내미생물의
존재가 장 건강에 직접적으로 영향을 준다는 증거들이다. 하지만 이러한 증거들
을 모아 체계적인 문헌을 고찰한 메타분석에서는 통계적 차이가 나타나지 않았
다. 연구 대상의 다양성과 함께 연구가 이루어진 장소 및 인종, 식이가 상이하기
때문으로 보인다. 아마도 장내세균의 역할이 큰 일부 환자군에서는 프로바이오
틱스로 좋아지지 않을까 추측되는데 이들 군의 특징을 찾고 이들에서의 프로바

이오틱스 투여 후 그 효과를 알아보는 연구가 필요하다 하겠다.

더 놀라운 것은 이러한 장내미생물이 장 관련 질병들과만 관련 있는 것이 아니라 당뇨, 고혈압, 심지어 암에까지 영향을 주고 있다는 연구가 활발히 보고되고 있다는 것이다. 특히 일본 아마존에서 3개월 연속 베스트셀러가 된《장내세균의 역습》의 저자 에다 아카시는 최근 대장이 아닌 소장에서의 이상 장내세균의 폭주 때문에 많은 질병들이 발생하고 있다는 주장을 펼치고 있어 주목받고 있다. 그의 주장을 대략 정리하면 다음과 같다.

세균은 어쩌면 지구상에서 제일 먼저 출연한 생명체로 42억 년 전에 탄생했다. 당시의 지구는 산소가 거의 없는 환경이었는데 세균은 이러한 환경에 맞게 생명을 탄생시키고 생명을 이어갔던 것이다. 그러다가 지구에 식물들이 생기고 산소가 풍부한 환경으로 변하자 세균들은 이런 환경에서는 살 수 없게 되어 자신들이 생존할 장소를 찾아 동물의 몸속으로 숨어들었다. 산소가 거의 존재하지 않는 인간의 대장도 그런 장소 중의 하나였기에 이곳이 세균들의 서식처가 되었다. 반면 소장은 세균들의 서식처가 되기 어려운 환경이었는데 그 이유는 소장이 영양분의 흡수 역할을 담당하는 곳이기 때문이다. 소장에 세균이 많이 존재하면 인간에게 필요한 영양분을 빼앗길 수 있기 때문에 소장에서는 이를 제어하는 작용이 끊임없이 일어나고 있다. 소장에서는 매우 격렬하게 혼합운동과 연동운동이 일어나는데 이 또한 세균이 서식할 수 없도록 만들기 위한 방어기제라고 할 수 있다. 이러한 이유로 소장에는 장내세균이 비교적 적게 분포되어 있다.

그런데 현대에 들어와서 이 소장 장내세균이 폭발적으로 늘어나는 불균형이 일어나기 시작했다는 것이 에다 아카시의 주장이다. 건강한 장은 소장에는 세균의 양이 적어야 하고 대장에는 세균의 양이 많아야 한다. 하지만 최근 잘못된 식습관과 스트레스 등으로 이 균형이 깨져서 소장세균과다증식증(SIBO) 환자들이 폭발적으로 늘어나고 있다는 것이다. 소장세균과다증식증은 세균들이 자신들이 거주할 장소를 착각하여 대장이 아닌 소장에 과다하게 거주함으로써 일어나는 질환의 일종이다.

이것이 문제가 되는 이유는 이 세균들이 소장의 영양소들을 침범하여 영양의 불균형을 일으키는가 하면 유해균으로 둔갑하여 각종 독소를 뿜어냄으로써 소장을 만신창이로 만들고 있기 때문이다. 만약 소장세균과다증식증 환자들이 소화 장애의 문제를 해결한다고 프로바이오틱스를 섭취할 경우 이 유산균들마저 소장에서 유해균으로 돌변하여 소장의 적군을 더 많이 만들어내는 결과를 초래하기 때문에 소장세균과다증식증 환자들은 프로바이오틱스 섭취를 좀 더 엄격히 조절할 필요가 있다.

소장세균과다증식증의 문제는 여기에서 그치지 않는다. 소장에서 과다하게 증식된 유해균들이 만들어내는 분비물에 섞인 독소 내지 사이토카인들이 혈류를 타고 온몸으로 돌면서 각종 질병을 일으킬 수 있기 때문이다. 에다 아카시는 소장세균과다증식증이 과민성장증후군은 물론 만성 소화성궤양, 섬유 근육통, 크론병, 심지어 암에까지 영향을 줄 수 있다고 경고한다.

하지만 이러한 주장에 대해 소화기 전문가들은 저항감을 많이 가지고 있는 것도 사실이다. 즉 사안을 너무 단순화해서 설명하고 있고 과학적 근거가 아직 많지 않다는 것이다.

장내세균에 대한 연구는 암과 관련된 부분까지 연구가 진행되고 있다. 실제 미국의 지미 카터 전 대통령은 악성 흑색종이라는 암에 걸려 3개월밖에 살지 못한다는 진단을 받았었다. 놀랍게도 최근 지미 카터 전 대통령이 수술, 항암과 같은 치료 없이 오직 면역요법만을 받고 호전되었다는 기사가 났다. 이때 지미 카터 전 대통령이 사용한 면역치료제가 면역관문억제제(옵디보)라 불리는 암 치료제였다. 지미 카터 전 대통령이 이 치료제의 효과를 볼 수 있었던 까닭은 카터 대통령의 장 속에 아커만시아 뮤시니필라(Akkermansia Mucini-phila)라는 유익 장내세균이 다량 존재하여 이 옵디보가 작용할 수 있는 종양미세환경을 조성해 주었기 때문이라는 전문가의 해석이 있다.

이후 우리나라 서울의대 미생물학 조성엽 교수도 폐암 마우스 모델에서 비피도박테리움 비피덤(Bifidobacterium Bifidum) 장내세균이 면역관문억제제의 효과를 돕는다고 네이처 미생물 학회지(Nature Microbiology)에 보고하여 이를 뒷받침해주었다. 이처럼 유익한 장내세균은 이제 암의 면역치료에도 영향을 끼칠 만큼 인체에 중요한 존재로 부상하고 있다.

노인에게 늘어나고 있는 위막성장염

. . .

심한 감기나 독감 등 급성 질환에 걸릴 경우 대개 병원에서는 항생제를 처방해준다. 그런데 이러한 항생제를 길게 사용한 후에 기존의 질환은 좋아졌는데 갑자기 열이 동반되는 설사에 복부통증이 일어나는 경우가 있다. 설사의 냄새가 심하고 혈변 증상까지 보이면 깜짝 놀라게 된다. 게다가 복부팽만감, 오심, 구토까지 일어나므로 병원으로 달려가게 되는 것이 일반적이다. 이 경우 병원에서는 위막성장염(그림 5-1)이라는 진단을 내릴 때가 자주 있다.

위막성장염은 명칭에서 나타나듯 장에 위막(거짓막)이 생기면서 발생하

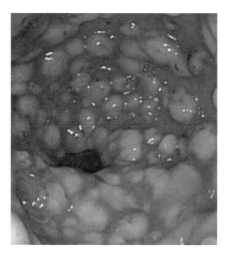

그림 5-1 전형적인 위막성장염의 대장내시경 소견

는 질환이다. 위막이란 실제 막과는 달리 염증성 물질들이 굳어지면서 생기는 막이기에 붙여진 이름이다.

이러한 위막성장염이 생기면 급격히 백혈구 수가 늘어나면서 혈압이 떨어지는 증상이 나타나고 심할 경우 심장박동이 빨라지면서 쇼크를 일으켜 생명에까지 지장을 줄 수 있을 정도로 위험한 질환이므로 항생제 복용 후 이러한 증상이 나타나면 즉시 병원을 방문하여 치료를 받아야 한다.

위막성장염이 나타나는 이유는 대부분 항생제 부작용 때문인 것으로 알려져 있다. 항생제를 길게 사용할 경우 장에 서식하고 있는 유익균이 죽고 대신 클로스트리디움 디피실(Clostridium Difficile)이라는 유해균이 증가하면서 위막성장염을 일으키게 되는 것이다.

이러한 위막성장염은 60세 이상에서 더 많이 나타나고 있는데 아무래도 항생제에 대한 저항성이 젊은 사람들보다 약하기 때문인 것으로 추측되고 있다. 또한 노령화가 되면서 장내세균의 다양성이 떨어져 항생제에 의해 유익균층이 쉽게 무너지기 때문이다. 그 외에 영양 섭취가 부족하거나 비만이 있는 경우에도 정상인에 비하여 위막성장염이 더 많이 나타난다. 항생제를 남용하고 있는 경우 특히 주의해야 한다.

위막성장염은 치료 시기를 놓치면 합병증을 일으킬 수 있고 또 장관에 구멍이 생겨 복막염으로 진행할 수 있으므로 재빠른 치료가 중요한 관건이다. 위막성장염의 치료는 항생제 때문에 생긴 것이므로 항생제 투약을 중단하고 대신 유해균 살균작용에 효과가 뛰어난 메트로니다졸을 구강으로 14일 정도 복용하고 반응이 확실하지 않으면 반코마이신이라는 항생제를 10일간 복용하는 것으로 이루어진다. 이러한 치료가 이루어질 경우 대개 1~2주 만에 치료될 수 있으나 최악의 상황도 생길 수 있으므로 조심해야 한다.

필자의 환자 중 80세 파킨소니즘을 앓는 남자분이 있었다. 10년 이상 병상에 누워계신 분인데 한달 전부터 설사가 심하게 발생하였고 입원 직전 혈변까지 나타나서 병원에 입원하였다. 대장경 소견은 항문연에서부터 상방 20cm까지 고름 섞인 점액이 직장 점막을 덮고 있는 위막성장염이었고(그림 5-2A), 조직검사상 농 삼출물이 덮고 있는 급성 장염으로 진단되었다(그림 5-2B). 이 분은 보통의 경우와는 달리 발병 전 항생제를 쓰지 않았고 발열없이 단지 설사와 혈변증상을 보인 위막성장염이었다. 오랫동안 누워 있었고 면역이 떨어진 상태의 고령에서 장내세균의 교란으로 위막성장염이 발생할 수 있음을 보여주는 증례라 할 수 있겠다. 메트로니다졸을 10일 지속적으로 복용한 후 대변에서 염증을 나타내는 칼프로텍틴(Calprotectin, 정상 50mg/kg 이하)이 6,000→215→88로 급속하게 떨어지면서 좋아졌고 10일 후 시행한 추적 대장내시경도 완전히 정상 소견을 보

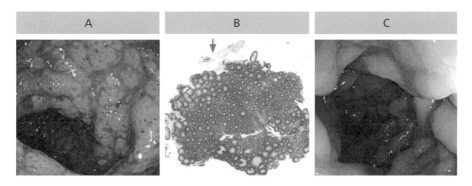

그림 5-2 위막성장염의 대장내시경 소견
(A. 위막으로 덮인 장염의 모습: B. 점액성 농 삼출물을 보인 조직검사 소견
C. 메트로니다졸을 10일 복용한 후의 정상 대장경 소견)

였다(그림 5-2C).

　　이 분의 특이한 점은 메트로니다졸을 5일만 끊으면 위막성장염 증상이 다시 재발한다는 것이다. 결국 세 가지 종류의 유산균을 보통 복용량의 세 배씩 복용한 후에 놀랍게도 재발하지 않았다. 면역상태가 약한 노인에게 장내세균의 다양성이 감소하면서 곧바로 클로스트리디움 디피실과 같은 유해균의 증식으로 위막성장염이 진행함을 보여주는 증례다.

3

대변으로 치료하는
대변이식술

. . .

30대의 한 남성이 은행으로 가고 있다. 그런데 은행의 이름이 이상하게도 대변은행이다. 이 남성이 대변은행을 찾은 이유는 자신의 건강한 대변을 기증하기 위해서다. 누구나 더럽다고 피하는 대변이 왜 필요한 걸까? 그것은 건강하지 않은 장을 치료하기 위해서다. 클로스트리디움 디피실에 의한 위막성장염을 앓고 있는 50대 여성의 장 치료에 이용할 예정이다.

위막성장염은 경우에 따라서는 생명이 위험할 만큼 설사 증상이 심한 질환이다. 혈변과 고열이 날 수도 있고 기저 질환이 있는 경우 패혈증으로 사망할 수도 있다. 위막성장염 환자에게 대변이식술이 메트로니다졸이나 반코마이신보

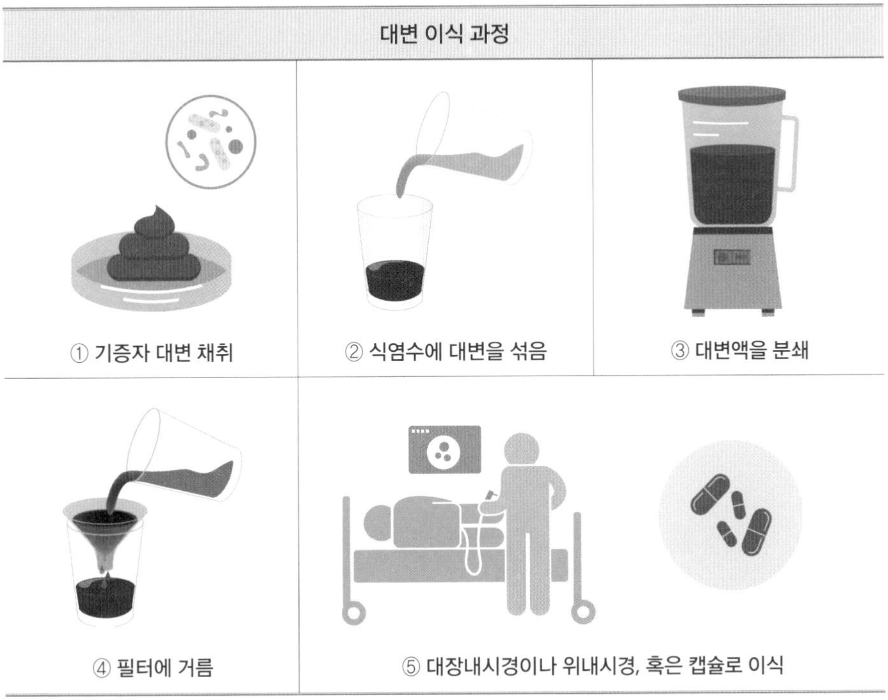

대변 이식 과정		
① 기증자 대변 채취	② 식염수에 대변을 섞음	③ 대변액을 분쇄
④ 필터에 거름	⑤ 대장내시경이나 위내시경, 혹은 캡슐로 이식	

그림 5-3 대변이식 과정

다도 훨씬 효과적임을 증명한 이후 대변이식술은 이제 전 세계적으로 사용하는 치료법이 되었다. 이후 장내세균의 역할이 크고 면역 질환인 궤양성 대장염이나 크론병에도 대변이식술이 시도되면서 어떠한 성향의 환자가 도움을 받는지 집중 연구되고 있다. 또한 최근에는 과민성장증후군 환자에게도 대변이식이 시도되고 있는데 실례로 이 대변은 과민성장증후군으로 설사와 복통에 시달리고 있는 고3 수험생의 치료에 이용되기도 했다. 과민성장증후군은 보통의 약으로도 잘 치료되지 않는 병으로 유명하다. 도대체 이러한 난치성 장 치료를 어떻게 더러운 대변이 치료할 수 있는 걸까?

그림 5-3은 필자가 출연했던 EBS 〈명의, 건강을 대변하는 대변〉에 나온 모습이다. 분당서울대학교병원 소화기센터에서 건강한 대변을 가지고 과민성장증후군을 앓고 있던 고3 수험생과 클로스트리디움 디피실 위막성장염이라는 병을 앓고 있던 50대 여성에게 적용했던 치료법은 대변이식술이었다.

대변이식이란 건강한 대변을 정제한 뒤 대변이식액으로 만들어 이것을 장 질환을 앓고 있는 환자의 장에 이식하여 치료하는 방법이다. 이때 대변을 이식하는 방법은 상부내시경으로 십이지장에 뿌려주는 방법과 대장경으로 접근하여 맹장부분에 뿌려주는 방법이 있다.

미국에서는 농축된 대변을 캡슐에 담아 보통의 약처럼 투여하는 치료도 시행되고 있다고 한다. 하지만 유익균이 생성하는 대사물이 없기 때문에 그 효과가 다소 낮을 것으로 예측된다.

대변이식의 기본적 아이디어는 건강한 사람의 장내미생물을 장 질환을 앓고 있는 환자의 소화관에 정착시킴으로 장 건강을 회복시킨다는 데서 출발하였다.

그런데 대변이식 치료법이 의외로 위막성장염을 비롯한 장 질환 치료에 효과가 있다는 것이 알려지면서 현재는 난치성 장 질환 치료에 이용되고 있는 상황이다. 대변이식이 장 질환 치료에 효과를 보인 것을 통하여 우리는 장내미생물이 장 건강에 미치는 영향이 얼마나 대단한지 간접적으로 짐작할 수 있다.

최근 장내미생물은 장 건강뿐만 아니라 자폐스펙트럼장애, 치매, 우울증, 비만, 고혈압, 당뇨 등 인체의 전반적인 건강에도 영향을 미치고 있음이 속속 밝혀지면서 대변이식을 다른 질환의 치료에 이용하는 연구들이 이루어지고 있다.

2019년 애틀랜타에서 열린 미국 암연구협회(AACR: American Association

for Cancer Research) 연례회의에서 두 팀의 연구진이 대변이식을 암치료에 적용한 연구결과를 발표하여 주목을 끌었다. 이들의 연구에 의하면 니볼루맙(Nivolumab) 면역요법제에도 효과를 보지 못했던 암 환자들 중 일부가 대변이식을 받은 다음 니볼루맙을 투여한 결과 종양의 성장이 멈추거나 줄어드는 결과가 나타났다는 것이다. – 이들에게 이식한 대변은 대변이식의 효과를 본 악성 흑색종 환자에게서 채취한 샘플이었다. – 물론 이러한 연구는 초기 연구이고 아직 임상적으로 검증되지 않은 결과이므로 참고만 해야 하겠지만 앞으로 대변이식 치료법이 장 질환 외의 여러 난치성 질환 치료에도 이용될 가능성을 보여주었다는 점에서 시사점이 크다.

4

장내세균이 만들어내는 가스의 정체

• • •

　　사람들은 방귀 끼는 것을 부끄러워하지
만 세상에 방귀를 끼지 않는 사람은 없다. '나무위키'의 정보에 의하면 건강한 성
인은 하루 평균 8~15회 가량 방귀를 끼며 그 양은 평균 0.5~1ℓ라고 한다. 이러한
방귀는 음식과 함께 들어온 공기와 장 속의 음식물이 발효되면서 생긴 기체가
혼합되면서 항문으로 빠져나오는 것으로 방귀의 성분을 조사하면 장내가스의
성분도 알아낼 수 있다. 방귀의 성분은 질소, 메탄, 이산화탄소, 수소, 암모니아,
황화수소, 스카톨, 인돌 등이다. 이때 암모니아나 황화수소, 스카톨 등의 성분이
많이 포함될수록 심한 악취가 나게 된다. 특히 황화수소의 함량이 많을 경우 조
심해야 하는데 이 물질은 인체에 매우 큰 독성을 나타내는 유독물 중 하나이기

때문이다. 이런 유독한 물질이 배출되지 않고 장 속에 쌓일 때 장 건강은 물론 인체 전체에 악영향을 줄 수밖에 없다.

그렇다면 장내에서 이러한 가스를 만들어내는 과정은 어떻게 일어날까? 물론 음식물이 분해되면서 생기는 부산물로 가스가 발생하게 된다. 육류나 유제품 등을 많이 섭취할 경우 지독한 냄새의 방귀가 나오는데 그 이유는 이 음식물에 포함된 단백질이 분해되면서 황화수소와 같은 독한 가스가 발생하기 때문이다. 이와 같은 장내가스 발생에 장내세균들이 크게 기여한다. 장내세균들은 메탄이나 수소와 함께 냄새나는 가스를 매일 만들어내는데 무려 수소 24ℓ와 메탄 6ℓ를 생산한다고 알려져 있어 놀랍다. 이 정도의 양이라면 배가 터져 폭발해도 문제가 없을 것 같다. 다행히 그런 일이 일어나지 않는 이유는 이러한 대부분의 가스를 비활성 물질로 전환하는 세균도 있기 때문이다. 문제는 이러한 세균에 불균형이 생기면 그만큼 가스가 더 많이 차게 된다는 사실이다.

UC 버클리 학생들이 어떤 음식의 성분이 가스를 더 많이 발생시키는지 알아보는 연구를 했는데 그 결과 라피노오스라는 당이 가스를 만드는 주범으로 밝혀졌다. 라피노오스는 콩에 많이 들어 있는 성분으로 사람에게는 이 당을 분해하는 효소가 없기 때문에 대장까지 이동하여 세균에 의해 발효되므로 다량의 가스가 만들어지는 것이다.

한편 소장세균과다증식증(SIBO) 환자의 장내에서 발생되는 가스와 관련된 흥미로운 연구가 있다. SIBO에 대해 많은 연구를 수행한 시더스 사이나이 메디칼 센터의 피멘탈(Pimentel M) 교수가 Annals of the Rhematologic Diseases 라는 학회지에 발표한 논문을 보면 소장세균과다증식증 환자의 소장 내에서 농도가 크게 증가하는 것은 수소와 메탄가스 두 가지인데 섬유근통(Fibromyalgia)

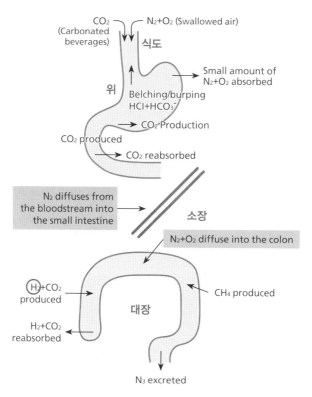

그림 5-4 수소가스(H₂) 등 장내가스의 생성과 흡수 및 배출 경로

환자의 경우 장내가스 검사에서 수소 가스의 농도가 유독 높아지는 게 관찰되었다. 섬유근통이 없는 과민성장증후군 환자와 비교했을 때도 현저히 높은 수치였다. 이것은 수소 가스가 혈액 내로 흡수되기도 하지만 수소 가스를 생성하는 장내세균이 분비하는 독소와 사이토카인이 밀착연접단백질 간극으로 침투한 후 그곳을 흐르는 혈액으로 흡수되면서 체성 과잉통증(Somatic Hyperalgesia)으로 이어지는 것으로 유추된다.

장내세균이
면역에도 관계한다고?

. . .

        소장과 대장에는 약 무게 1kg 정도의 38~100조 마리에 달하는 세균이 살고 있다고 한다. 장내세균의 숫자에 대해서는 다양한 보고가 있는데 대체적으로 우리 신체세포 수 보다 많으며 여성이 남성보다 신체세포 대비 장내세균의 비율이 높다고 알려지고 있다. 항상 일치되는 결과는 아니지만 2018년 발표된 최대 샘플 수의 연구결과에 따르면 여성에서 다양성이 높고 유익균으로 분류되는 아커만시아가 풍부하였다. 종으로도 1천여 종이 넘는다고 하니 우리가 알지 못하는 세균이 얼마나 많은지 모른다.

        그런데 과학자들이 이 세균들에 대하여 이상하게 생각하는 지점이 있다. 원래 인체는 세균이 몸속에 들어오면 즉각 면역시스템이 작동하여 염증반응을 일으킨다. 그런데 우리의 장 속에 살고 있는 이 세균들에 대해서는 왜 면역반응을 일으키지 않는가 하는 점이다. 이 문제에 관심을 가지고 있던 캘리포니아공대 생물학과 사르키스 매즈매니안(Sarkis K. Mazmanian) 교수는 연구팀을 결성하고 이에 대한 연구를 진행하였다. 매즈매니안 교수는 이 연구를 통하여 박테로이디즈 프라질리스균(Bacteroides Fragilis)이 내장의 면역시스템과 긴밀한 교류를 하고 있다는 사실을 알아냈다. 그리고 장내세균이 만들어내는 다당류A라는 물질이 면역계를 통제할 수 있는 능력을 가지고 있다는 사실도 밝혀 2006년 유수한 학회지인 네이처 리뷰 이뮤놀로지(Nature Reviews Immunology)를 통해 발표하였다. 즉 장내미생물이 면역조절인자(Immunomodulatory Molecule)를 통해 숙주 면역체계(Host Immune System)로부터 스스로를 보호하며 사람과 같은 숙주는 이를 통해 외부의 다른 감염 등으로부터 보호를 받을 수 있어 서로 이득을 취할 수 있다는 것이다. 즉 장내세균은 이 물질(Bacteroides Polysaccharide A)을 가지고 면역세포의 활동을 조직적으로 통제하면서 인체의 정교한 면역계가 세균 자신을 공격하지 못하도록 하고 인체는 이를 이용하여 면역작용 이득을 얻는 등 마치 계약을 맺은 듯한 모습을 보이는 것이다.

한편 장내세균이 면역조절에 관여하는 기전을 자세히 들여다 보면 크게 두 가지 정도로 이해된다. 첫 번째는 장내세균에 의해 생성되는 대사물질에 의한 조절이고, 두 번째는 장내세균에 존재하는 병원체 관련 분자 패턴(Pathogen-Associated Molecular Pattern, PAMP)에 의한 영향이다.

장내세균에 의한 대사물질에 의한 면역조절의 예로 대표적인 것이 단쇄지방산(Short-Chain Fatty Acid, SCFA)에 의한 것이고 대표적으로 낙산(Butyrate)

같은 물질이 조절T세포(Treg)의 분화 및 증식을 증가시키거나 면역세포에서 사이토카인의 분비를 조절하는 것으로 알려져 있다. 이 경우에는 장내세균에 의한 면역 억제 효과를 주로 나타낸다. 반면에 특정 장내세균은 면역을 증진시키기도 하고, 특히 CD8+ T세포의 기능을 활성화하여 종양 면역을 증진시키기도 한다.

서울의대 미생물교실의 조성엽 교수가 보고한 논문을 보면 비피더스(Bifidobacterium) 균주의 PAMP인 지방다당류(Lipopolysaccharide)가 T세포의 활성을 증가시켜 종양 면역을 증가시킨다는 것이다. 따라서 장내세균에 의한 면역조절은 상황에 따라 다양하게 나타나기 때문에 사람 못지않게 적응을 잘 한다는 것을 알 수 있다. 이에 반해 크론병이나 궤양성 대장염의 경우 이러한 공조가 무너진 경우다. 즉 인체의 면역체계가 장내세균을 공격하면서 시작한 것인데 장내세균이 밀착하여 서식하고 있는 장세포 또한 공격 영역에 포함된 결과 장에 염증이 발생한 경우라 하겠다.

비슷한 경우로 뇌 질환을 들 수 있다. 즉 뇌에 있는 면역세포가 자기가 제거해야 할 세포만 공격해야 하는데, 염증 상태로 진행되어 제어가 안 되면 건강한 뇌세포를 공격한다. 이것이 자폐와 파킨슨병으로 이어지는 원인 중의 하나인데 마이크로바이옴의 조절을 통해 인체의 면역체계를 바꿈으로서 이러한 장애를 막으려는 시도가 진행되고 있다.

전 서울대 생명공학부 천종식 교수의 주장에 의하면 비만, 당뇨, 우울증, 자폐스펙트럼장애, 치매 등도 염증과 관련이 있고 이 염증을 막기 위해 면역계를 조절하는 마이크로바이옴을 적절히 이용하는 것이 필요하다고 한다.

인간의 소장에는 항균 기능을 하는 파네스세포라는 것이 있다. 19세기 오스트리아의 생리학자 J. 파네스의 이름을 따 붙여진 명칭이다. 맹장과 충수돌기

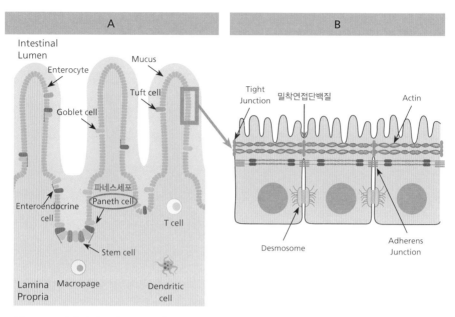

그림 5-5 소장의 파네스세포를 비롯한 장내세포 분포(A) 및 세포간 밀착연접단백질 분포(B)

에서 일부 관찰될 수 있다고는 하나 원래 소장 점막 구조의 가장 밑 쪽에 위치하는 세포(그림 5-5A)로 대장미생물을 인지하고 상피세포 유지를 담당하는 역할을 수행한다. 그런데 이 파네스세포가 항균 물질을 만들어내려면 반드시 장내세균의 도움이 필요하다는 사실이 밝혀졌다. 이러한 사실은 장내세균이 단지 면역세포의 통제에만 머무는 것이 아니라 면역세포의 형성을 돕는 데도 관여한다는 사실을 증명하는 것이다. 매즈매니안 교수가 주장한 장내세균의 기능을 이 파네스세포가 주로 하는 것이라 할 수 있고 그런 점에서 장내세균은 이제 인체의 면역력에도 관여한다는 사실이 밝혀진 셈이다.

이와 관련하여 이화여자대학교 이원재 교수팀은 초파리를 이용한 연구에서 장에 나쁜 병원균이 들어왔을 때 장내세균이 순간적으로 면역시스템을 활성화한다는 사실을 밝혀냈다. 이를 통하여 단지 장에 면역세포가 많이 존재하기 때문에 면역력을 좌우하는 면도 있지만 장내세균도 이러한 면역력 활성화에 결정적 기여를 하고 있다는 사실을 시사한다 하겠다.

그런 점에서 박테로이디즈 프라질리스균 실험을 진행했던 매즈매니안 교수는 '나'를 구성하는 존재가 단지 면역세포만이 아니라 장내세균까지 포함해야 한다는 의견을 내기도 했다. 이러한 주장은 일견 과장된 것처럼 보이기도 하는데 장내미생물을 제6의 장기로 인정해야 한다는 주장과 비슷한 맥락으로 보인다. 즉 장내세균은 더 이상 나에게 기생하는 존재가 아니라 나와 함께 공생하는 존재임을 인정해야 한다는 것이다.

한편 최근 인류가 3년 이상 COVID19로 곤욕을 치르다가 이제 다소 진정된 국면인데 이러한 바이러스에 대해서도 더 많은 연구가 나오면 이런 주장이 나올지는 모르겠다. 장내미생물의 99%가 세균이기에 가능성은 아주 낮겠지만 다음에 다룰 세균바이러스의 존재가 알려지고 있어 불가능한 것은 아닌 것 같다.

비만도
장내세균 때문이라고?

...

비만은 단지 살찐 상태만을 의미하지 않는다. 몸 안에 과다하게 지방이 많이 쌓인 상태이기 때문에 건강에 적신호를 일으킬 수 있다. 실제 비만한 사람들은 정상인에 비해 숨이 차고 관절통 등을 겪는 경우가 많다. 또 고혈압, 관절염, 불임, 수면 무호흡, 심혈관계 증상 등을 보이는 확률도 높다. 이 때문에 1996년 세계보건기구에서는 비만을 '장기 치료가 필요한 질병'으로 규정하기도 했다. 비만은 결국 운동량에 비해 칼로리를 지나치게 많이 섭취하여 발생하는 질병이라고 할 수 있다.

그런데 비만한 사람들 입장에서는 좀 억울한 면도 있다. 남들보다 더 강한 식욕 때문에 살이 찌는 것인데 식욕을 어떻게 조절할 수 있냐는 것이다. 실제 사람의 머리에는 식욕을 촉진하는 부위와 포만감을 느껴 더 이상의 식욕을 억제하는 부위가 있어 균형을 이루고 있는데 사람들 중에는 유독 식욕이 강한 사람들이 있다. 그런데 이와 같은 강한 식욕은 왜 생기는 걸까? 그동안 식욕은 그냥 타고나는 것 정도로만 여겼었는데 최근 장내세균이 이런 식욕과 관계가 있을 수 있다는 연구결과가 나와 흥미롭다.

미국 에모리대학교 연구팀은 장내세균과 비만과의 연관성을 알아보는 실험을 진행하였다. 먼저 비만한 쥐에게서 장내세균을 뽑아내어 갓 태어난 쥐의 장에 투여하는 실험을 진행했다. 갓 태어난 쥐는 질을 통해 태어나는 동안 마신 세균 외에는 몸속에 장내세균이 없는 상태인데 비만한 쥐의 분변을 투여 받은 갓 태어난 쥐의 경우 다른 쥐에 비해 식욕이 왕성하다는 사실이 발견되었다. 이 쥐들은 더 많이 먹었고 결국 장에 염증이 생기는 등 비만과 관련된 문제가 생겼다. 아마도 비만 쥐 장내세균이 만들어낸 분비물이 식욕중추를 자극할 수 있음을 시사한다 하겠다.

즉 비만한 사람이 보통 사람보다 식욕이 높고 더 많이 먹는 이유가 장내세균 때문일 수도 있다는 사실을 유추해 볼 수 있다. 또다른 유명한 연구중 하나는 2013년 미국에서 진행된 실험인데 한 명은 날씬하고 다른 한 명은 비만인 일란성 쌍둥이의 대변 속 마이크로바이옴을 각각 쥐에게 이식했더니 비만 쌍둥이의 대변을 먹인 쥐가 뚱뚱해졌다. 결국 비만의 원인이 장내 마이크로바이옴일 수 있음을 상징적으로 보여준 실험이라 하겠다.

이렇게 비만을 유발하는 것은 식욕중추를 자극하는 요소 외에 장내세균에 따라 포도당 또는 에너지를 생성하는 능력이 다르기 때문이라는 주장도 있다. 장내세균은 우리가 필요한 칼로리의 약 10%를 만들어내고 실제 장세포 유지에 도움을 주는 역할을 하는 것은 잘 알려진 사실이다. 즉 물만 먹어도 살찐다는 말이 있는데 칼로리가 많은 음식을 먹지 않아도 장내세포에서 지속적으로 만들어진 10%의 칼로리가 살이 찌는데 기여하는 요인이 될 수 있는 것이다.

2006년, 세인트루이스의 워싱턴 의과대학의 제프리 고든(Jeffery I. Gordon) 박사는 비만인 사람과 날씬한 사람의 장내세균을 비교하는 연구를 진행했다. 그 결과 비만인 사람들의 분변에는 유해균주가 많이 포함되어 있는 문(Phylum) 인 피르미쿠테스(Firmecutes)가 더 많고 유익균주가 많이 포함된 박테로이데스 (Bacteroides)문이 더 적다는 사실을 발견하였다. 흥미로운 것은 이들이 다이어트를 해서 날씬해지면 장내세균의 구성도 날씬한 사람들의 것과 일치하는 방향으로 변한다는 사실이다.

2008년, 핀란드 터쿠 대학병원 소아과 마코 칼리오마키(Kalliomäki M) 박사는 비만한 아이들을 상대로 7년간 추적·관찰하면서 이들의 대변 속 세균을 분석하는 연구를 진행했다. 이 결과도 마찬가지였다. 비만한 아이들은 정상 체중 아이들에 비해 유해균인 포도상구균의 양은 많았지만 유익균인 비피더스균의 양은 적었다. 한편 장내가스 기준으로 볼 때 특히 메탄가스를 많이 만드는 장내세균이 많을수록 비만이 생길 확률이 높은 것으로 나타났다. 메탄가스는 장운동을 감소시켜 결과적으로 변비를 유발할 수 있는 가스이기도 하다.

한편 유익균인 박테로이데스와 관련된 단쇄지방산의 생성이 비만을 예방할 수 있다는 연구도 있다. 단쇄지방산이란 탄소수가 여섯 개 이하인 작은 지방산 분자를 뜻한다. 이러한 단쇄지방산은 소화가 되지 않아 대장까지 넘어온 탄수화물(특히 식이섬유)을 박테로이데스와 같은 유익균이 분해함으로써 얻어진다. 이러한 단쇄지방산이 중요한 이유는 이 물질이 비만을 방지하는 데 유용하게 쓰이기 때문이다. 단쇄지방산은 장에서 흡수되어 혈액을 타고 지방세포까지 도달하게 되는데 이때 지방세포가 단쇄지방산을 감지하게 되면 더 이상의 지방을 받아들이지 않게 된다. 정상적인 사람은 이 작용이 이루어지기 때문에 더 이상의 지방 축적이 이루어지지 않고 비만에도 이르지 않는다. 하지만 비만한 사람은 박테로이데스 문과 같은 유익균이 부족하여 단쇄지방산이 잘 만들어지지 않으므로 끝없는 지방 축적이 이루어지며 동시에 자꾸 먹게 된다는 것이다.

한편, 비만에서도 문제가 되는 것이 내장지방인데 이 내장지방 또한 장내세균과 관련이 있다는 연구결과가 있다. 일본 가오와 히로사키대학교의 연구팀은 내장지방과 장내세균의 관계를 연구한 결과 블라우티아균이 내장지방과 관계가 있다는 사실을 발견했다. 즉 내장지방 면적이 작은 사람일수록 블라우티아균의 수가 많고 반대로 내장지방 면적이 큰 사람일수록 블라우티아균의 수가 적었다는 것이다. 블라우티아균은 장내에 아주 많이(3~11%) 존재하는 세균으로 낙산과 초산을 만들어내므로 내장지방을 줄이는 작용을 한다.

이처럼 여러 연구결과들은 비만이 장내세균과 관련되어 있음을 증명하고 있지만 장내세균과 비만과의 관계에 대한 연구 결과는 다양하기 때문에 성차, 나이 등 다양한 요소를 고려하여 판단하는 것이 좋을 것으로 보인다.

유익균과 유해균의 적절한 비율이 있다?

• • •

　　　　　　　　　　　　　　　　인간의 장에는 세 가지 장내세균이 살고 있다. 유익균과 유해균, 그리고 양쪽에 속하지 않는 중립균이 그것이다. 하지만 일천여 종이 넘는 세균들 중 아직 그 성상이 밝혀지지 않아 이름이 없는 균도 많고 유해균인지 유익균인지 알 수 없는 경우도 많다. 또한 경우에 따라 유익균으로 작용하다가도 유해균이 되기도 해서 장내세균이 존재하는 장내미세환경이 중요하다는 의견도 있다.

　　건강전문가들은 유익균과 유해균의 비율이 중요하다고 강조한다. 건강한 사람의 장은 유익균과 유해균이 비율이 약 8대 2의 비율을 형성하고 있으며 이때 인간의 장은 가장 건강할 수 있다는 것이다. 그러면서 우리나라 사람들의 평균 유익균과 유해균의 비율은 63대 37 정도의 상태이며 개선이 필요하다고 주장한다.

그런데 천종식 전 서울대 생명과학부 교수는 한 술 더 떠 유익균과 유해균의 균형이 맞아야 한다는 건 잘못된 개념이라고 주장하기도 한다. 그는 유해균이 15% 정도면 좋다고 하지만 이건 환자 수준이라고 주장한다. 즉 인간의 장에 유해균은 적으면 적을수록 좋다는 것이다.

유익균과 관련하여 2011년 조사된 식품의약품안전처의 연구는 흥미롭다. 도시와 농촌 장수마을 거주자의 장내미생물 분포를 조사했는데 농촌 장수마을 거주자의 유익균이 도시 거주자에 비해 3~5배 높은 것으로 나타난 것이다. 이를 통하여 우리는 장내 유익균이 우리 인간의 건강에 미치는 영향이 매우 크며 식생활뿐만 아니라 환경까지 유익균 분포에 영향을 준다는 사실을 알 수 있다.

장내미생물의 생태계를 마이크로바이옴이라고 하는데 유해균이 많아지면 이 마이크로바이옴의 생태계가 무너지게 된다. 유해균들이 많아지면서 신경전달물질을 교란시켜 여러 가지 부작용을 일으키게 되는데 최근에는 자폐나 치매에까지 영향을 미치는 것으로 밝혀지고 있다. 식욕에 대하여 대뇌회로를 교란시키는 작용이 일어날 경우 포만감을 느끼는 것을 방해하며 끝없이 탄수화물을 갈망하는 증상으로 이어질 수 있다. 또 정신적으로 기분을 떨어뜨리는 증상을 일으키며 수면의 질을 저하시켜 만성적인 피로를 일으킬 수도 있다. 또한 유해균의 증가는 피부를 자극하여 습진, 두드러기, 뾰루지, 건조증, 가려움증 등을 일으킬 수 있다. 비염, 아토피 등의 알레르기 증상 또한 유해균의 증가와 관련이 있을 수 있다. 특정 음식만 먹으면 배가 불편하고 복부팽만, 설사, 복통, 구역 구토가 일어나는 것도 이와 관련이 있을 수 있다.

그렇다면 어떻게 해야 유해균의 수를 줄이고 유익균의 수를 늘릴 수 있을까? 이에 대하여 대부분의 사람들이 오해하고 있는 것이 유산균만 많이 먹으면 된다는 생각이다. 그래서 요구르트를 많이 먹거나 유산균 영양제를 먹는다. 하지만 장내미생물 환경이 나빠진 근본 원인을 해결하지 않고서는 이런 것들이 큰 효과를 거둘 수 없다.

장내미생물 환경이 나빠진 원인을 열거해보면 과도한 당 섭취, 알코올 섭취, 흡연, 식이섬유의 부족, 특정 영양소의 결핍, 수분 섭취 부족, 과다한 약물(진통소염제 등) 복용 등을 들 수 있다. 따라서 이 부분들을 절제하는 노력이 먼저 이루어져야 한다.

그리고 요구르트, 김치, 낫토 등의 발효음식을 많이 섭취하고 채소, 껍질째 먹는 과일, 가공하지 않은 곡류와 견과류 등 섬유질이 많이 든 음식을 풍부하게 먹으면 도움을 얻을 수 있다.

8

프로바이오틱스가
풍부한 식품들

. . .

최근에 장내환경 개선을 위해 프로바이
오틱스가 주목받고 있다. 항생제를 뜻하는 안티바이오틱스(Antibiotics)와 반대
되는 단어로 1965년 릴리(Lilly)와 스틸웰(Stillwell)이 명명하였다. 우리는 이것을
유산균의 영어 이름 정도로 인식하고 있지만 프로바이오틱스는 유산균보다 더
넓은 의미를 지닌 용어다.

프로바이오틱스는 단지 유산균만을 뜻하는 것이 아니라 장에 도달했을
때 다른 미생물의 성장을 촉진시키고 숙주에 도움을 주는 장내미생물이라고 정
의된다. 실제 프로바이오틱스에는 유산균뿐만 아니라 낙산균, 효모균, 포자균, 고
초균 등의 생균제와 발효유 등이 포함되어 있다. 따라서 프로바이오틱스에는 유

익균의 연료가 되는 물질이 들어 있다고 할 수 있으며 이를 통하여 유익균의 성장과 활동을 촉진하고 유해균의 성장과 활동은 억제하는 역할을 한다. 프로바이오틱스가 장에 도달하면 제일 먼저 젖산을 생성하여 장내환경을 산성으로 만드는데 이때 산성에 약한 유해균들은 그 수가 감소하고 산성에서 오히려 잘 자라는 유익균들은 그 수가 증가하여 장내환경을 건강하게 만들어 주는 원리다.

한편 프로바이오틱스와 관련하여 프리바이오틱스라는 제품도 등장해 눈길을 끈다. 선택적으로 발효시킨 성분이라는 개념으로 시작된 프리바이오틱스의 성분을 보면 올리고당류나 식이섬유가 여기에 포함되어 있는데 이를 통하여 프로바이오틱스와의 차이를 이해할 수 있게 된다. 즉 프리바이오틱스는 장내 유산균의 먹이가 되는 성분들을 통칭하는 용어인 것이다. 유산균의 먹이를 따로 공급해 줌으로써 유산균의 수를 늘리는 전략을 쓰는 것이 프리바이오틱스인 것이다.

한편 프리바이오틱스와 프로바이오틱스를 하나로 결합한 신바이오틱스라는 제품도 출시되고 있다. 이에 더하여 최근에는 포스트바이오틱스라는 것도 등장했는데 이는 신바이오틱스와 함께 이들에 의해 생성되는 사균체까지 더해진 제품이다. 실제 바이오 산업에서는 사균체를 다른 영양분이나 약제에 포함하여 개발하고자 하는 활발한 움직임이 있다. 우리나라 식약처에서는 다음과 같이 총 19종의 프로바이로틱스를 인정하고 있다.

- 락토바실러스(11종) : 애시도필러스, 카제이, 가세리, 델브루에키 스브스페시스 불가리쿠스, 헬베티쿠스, 퍼멘텀, 파라카제이, 플랜타룸, 루테리, 람노서스, 살리바리우스

- **락토코쿠스(1종)** : 락티스

- **엔테로쿠스(2종)** : 페슘, 페칼리스

- **스트렙토코쿠스(1종)** : 써모필러스

- **비피토박테리움(4종)** : 비피덤, 브레브, 롱검, 아니말리스

　　그렇다면 우리가 일상적으로 먹는 음식들 중에 프로바이오틱스가 풍부한 음식들은 무엇이 있을까? 김치, 된장, 요구르트, 치즈 등 모든 발효식품들이 여기에 해당될 수 있다. 여기에 더하여 신바이오틱스까지 생각한다면 마늘, 양파, 부추, 사과 등도 해당될 수 있다. 부추에는 약 16% 가량의 이눌린 섬유가 포함되어 있으며 사과는 절반이 펙틴이라는 섬유질로 구성되어 있다. 이 성분들이 장내 유익균의 수를 늘리는 데 결정적인 역할을 하는 것이다.

　　하지만 사과는 고포드맵 식품으로 장내가스를 많이 만들어 낼 수 있는 점도 고려해야 한다. 즉 어떤 사람에게는 사과가 좋을 수도 있지만 어떤 사람에게는 복부불편감 증상을 더 유발할 수 있기 때문에 잘 선택하는 것이 좋다.

마이크로바이옴을 주목하라
세균에 기생하는 바이러스

· · ·

　　　　　　　　　　　　　　우리는 지금까지 장내세균의 존재와 역할에 대해 이야기했다. 그런데 장내에는 세균뿐만이 아니라 바이러스도 살고 있다는 사실을 아는 사람은 많지 않을 것 같다. 세균과 바이러스는 엄연히 다른 존재다. 세균이 완전한 생물체라면 바이러스는 생물과 무생물의 중간에 있는 생물체다. 세균이 하나의 세포로 이루어진 단세포 생물로서 독립적으로 살아갈 수 있다면 바이러스는 RNA, DNA의 핵산을 단백질이 감싸고 있는 단순한 구조로 반드시 살아있는 숙주에게 붙어야만 기생 방식으로 살아갈 수 있다. 또한 세균과 바이러스는 크기도 완전히 다르다. 세균이 100만분의 1m의 크기인 반면 바이러스는 10억분의 1m로 약 1,000배나 크기 차이가 난다. 이처럼 엄연히 다른 존재가 우리의 장 속에 살고 있다는 것이다. 그런데 장 속에 살고 있다는 바이러스의 종류가 무려 1,200종이나 된다는 주장도 있어 정말 우리가 알 수 없는 미지의 세계가 존재하는 느낌이 들기도 한다.

최근 3년간 전 세계를 흔들어놓았던 코로나바이러스(COVID19)는 주로 비강, 호흡기 점막으로 침투하지만 장점막에 존재하는 수용체와 결합하여 설사, 소화불량 등 소화기 증상을 나타내기도 한다. 즉 SARS-CoV-2/COVID19 바이러스는 단백질 프라이밍(Protein Priming) 과정에서 안지오텐신 전환효소 2(Angiotensin-Converting Enzyme 2, ACE2), 세린 단백질가수 분해효소(Serine Protease) TMPRSS2를 이용하는데 ACE2와 TMPRSS2가 호흡기 외에 소장에서도 발현되는 것이 알려진 바 있다. 재미있게도 필자의 석사 논문 주제가 소장 융모의 ACE2에 관한 것이었다. 당시는 ACE가 이리 중요한 효소가 될 줄 전혀 몰라 과학 발전에 경이로움을 느끼게 된다. 또한 ACE는 식도, 간, 대장에서도 발현하여 COVID19 감염과 관련된 소화기 증상을 일으키는 것이다.

이러한 장내 바이러스와 관련하여 미생물 학회지(Journal of Bacteriology)에 발표된 연구가 있다. 샌디에이고 주립대학의 포레스트 로워(Forest Rohwer) 교수팀에 의해 진행된 이 연구에서 연구팀은 박테리아를 감염시키고 숙주로 삼아 자기 복제를 해나가는 바이러스(Bacteriophage)의 존재를 증명했다. 로워 교수는 이 연구를 통하여 "우리의 장에는 가장 큰 박테리아를 잡아먹는 바이러스가 있으며 이들 세균바이러스는 내장의 생태를 완전히 바꿀 수 있다"라는 주장을 펼쳤다. 그의 주장에 따르면 장내에 장내세균의 균형을 조절하는 세균에 기생하는 바이러스가 존재한다는 것이다.

로워 교수팀은 이 바이러스의 존재에 대한 증명을 세균에서 추출한 DNA를 통하여 간접적으로 증명하였다. 그럴 수밖에 없는 게 아직까지 세계에 존재하는 99%의 미생물을 실험실에서 배양할 수 있는 기술이 아직 없기 때문이다. 따라서 로워 교수팀은 세균의 DNA를 추출한 후 그 DNA와 장내세균과 바이러스 염기서열을 비교하는 방식으로 세균에 기생하는 바이러스의 존재를 증명해냈다. 어쨌든 이 연구는 장내에 존재하는 바이러스에 대한 귀한 자료를 제공했기에 의미 있는 연구라 할 수 있을 것이다.

이와 같이 장내에는 세균뿐 아니라 바이러스 등 각종 미생물이 존재하는데 이를 총칭하는 용어가 마이크로바이옴이다. 마이크로바이옴은 마이크로바이오타(Microbiota, 인간의 몸에 서식하며 공생관계를 갖는 미생물)와 게놈(Genome, 유전자)의 합성어로 미생물의 생태계 그 자체를 의미하기도 하고 미생물의 유전정보까지 포함한 개념으로 쓰이기도 한다.

마이크로바이옴이 주목받는 이유는 단지 장내미생물 환경을 넘어 '제2의 유전체'로 불리면서 비만부터 당뇨, 아토피, 관절염, 암, 자폐, 치매에 이르기까지 현재 인간이 당면해 있는 난치성 질병 치료의 열쇠로 떠오르고 있기 때문이다. 이 때문에 최근에는 장내세균이라는 말보다 장내 생태계를 반영하는 마이크로바이옴이란 용어가 더 많이 쓰이고 있으며 관련 연구도 활발히 이루어지고 있다. 마이크로바이옴 주식시장에는 마이크로바이옴 기반 신약이 곧 개발될 것이란 이야기가 나돌고 있기도 하다. 국가에서도 많은 연구비를 풀어 마이크로바이옴 유전자 정보를 모으고 이와 관련된 과학자를 도와 여러 질환을 치료하는 신약을 개발하고자 노력하고 있다.

이미 마이크로바이옴의 환경 개선을 통하여 대사증후군 완화에 도움을 준다는 국내 연구결과도 있다. '쎌바이오텍'이 비만 상태의 실험용 쥐를 대상으로 자사 마이크로바이옴 기반 프로바이오틱스 제품인 '듀오락 골드'를 8주간 복용시킨 결과 체중과 복부지방이 낮아지고 LDL콜레스테롤이 감소한 결과를 얻어낸 바 있다. 이처럼 마이크로바이옴에 대해서 전 세계적으로 비만, 당뇨, 면역, 아토피, 치매, 자폐증을 포함한 신경계, 암 등 수많은 질환과 관련되어 있다는 연구결과가 속속히 나오고 있는 상태다.

01   비만과 내장지방, 그리고 과식의 문제

02   설사보다 변비가 더 문제
      비우지 못하고 쌓이는 것

03   장 건강에 나쁜 영향을 미치는 습관들

04   잘못된 장 청소의 위험성

6부

장 건강
최대의 적

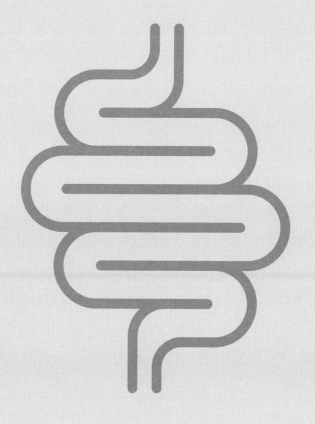

1

비만과 내장지방,
그리고 과식의 문제

. . .

질병관리청이 발표한 '2020 국민건강영
양조사'에 따르면 우리나라 남자의 48%가 비만인 것으로 나타났다. 한국을 비롯
한 아시아인의 비만은 체질량계수(Body Mass Index, BMI)가 25kg/m²이상이면
비만에 속한다. 이에 반해 서양은 30kg/m²가 그 기준이다. 2020년도의 남자 비
만 48%는 전년의 41.8%보다 크게 증가한 수치다. 여자의 비만율은 이보다 낮은
20%대이나 폐경기가 넘고 세월이 흐르면 급격히 증가하고 있다는 점에서는 남
자와 다르지 않다. 2020년에 비만 인구가 급격히 증가한 까닭은 코로나 발병과
깊은 관련이 있다. 집에 있는 시간이 더 많아지면서 운동도 못하고 배달음식을
많이 먹었기 때문인 것으로 추정된다. 사실 남성 인구의 거의 절반이 비만이라

는 사실은 충격적이다. 30~40년 전만 해도 상상도 못할 얘기다.

비만이 문제가 되는 이유는 수많은 연구조사에서 정상 체중인 사람보다 질병에 걸릴 확률이 높기 때문이다. 비만한 사람은 고혈압, 당뇨병, 뇌졸중, 협심증, 심근경색증, 담석증, 관절염, 통풍, 수면장애와 호흡장애 등이 더 잘 생기는 것으로 나타났다. 뿐만 아니라 유방암, 전립선암, 대장암 등과 같은 암의 발생 위험도 정상인에 비해 높게 나타나고 있다.

비만은 결국 많이 먹어서 생기는 질환이다. 많이 먹게 되면 위와 장에 부담을 줄 수밖에 없다. 더불어 비만하게 되면 내장지방이 쌓이게 되는데 내장지방이 쌓이면 복강의 공간이 좁아져서 더욱 위와 장에 부담을 주게 된다. 위에 쌓인 음식물이 잘 내려가지 않아 소화불량 증상이 생길 수 있으며 대장에서도 내장지방으로 인해 배변 활동에 장애를 줄 수 있다. 또한 비만은 위식도역류질환을 유발하는 매우 중요한 위험인자기도 하다.

또한 정상간(그림 6-1A, 그림 6-1D)에 잉여지방이 축적되어 지방간(그림 6-2B, 그림 6-2E), 지방간염, 간경변(그림 6-1C, 그림 6-1F), 간암으로 진행하기도 한다.

비만한 사람들의 특징은 많이 먹는다는 데 있고 거기에 과식이 포함되어 있다. 과식은 만병의 근원이라고 할 만큼 좋지 않은 식습관인데 과식을 할 경우 위장이 감당할 수 있는 양을 초과하게 되어 위장 팽창 현상이 일어난다. 이 때문에 위장이 해부학적으로 늘어나는 것은 아니나 위장의 이완 현상이 일어나고 식욕중추에서 더 많은 음식을 기대하는 바가 반복되다보니 다음에 먹을 때도 이만큼 먹어줘야 하는 문제가 생긴다. 뿐만 아니라 위에서는 과다한 음식물을 소

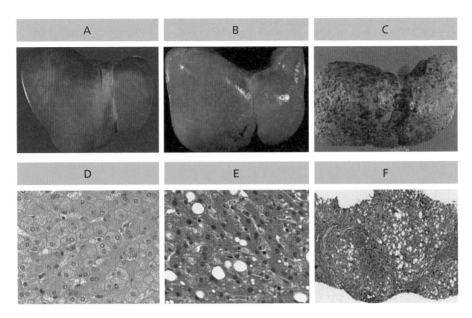

그림 6-1 정상간, 지방간, 간경변증의 간 모양과 조직학적 소견

화시키기 위해 더 많은 산을 분비하게 되는데 이 과정에서 속쓰림, 가스팽창 등의 현상이 생길 수 있다. 또한 식사 후 이를 소화하기 위해 혈액이 장으로 모이는 시간이 길어짐으로써 식곤증이 발생한다. 그리고 장 역시 더 많은 음식물을 소화시키기 위해 일을 해야 하므로 장기능 저하 현상이 생길 수 있다. 이것은 곧 각종 소화효소와 호르몬 분비의 평형상태가 깨지는 등의 문제를 일으켜 소화불량을 일으키거나 인체의 다른 곳까지 나쁜 영향을 줄 수 있다. 장 기능이 나빠지기도 하고 완전히 소화되지 않은 나쁜 성분들이 혈액으로 흘러들어가는 일이 발생하여 결국 많은 질병에 노출될 수 있다.

'크면 살이 키로 간다' 는 건 소아비만에 대한 대표적인 오해다. 지나치게 쌓인 지방이 성호르몬 분비를 자극해 또래보다 2차 성징이 빠르게 나타나는 성조숙증이 나타나는 경우도 많은데, 이때 조기 성호르몬 분비로 빠른 성장이 일어났을 뿐, 성인이 됐을 때는 오히려 최종 키가 작을 가능성이 있다. 사춘기가 1년 앞당겨질수록 최종 키는 약 5cm 작아지기 때문이다.

소아비만은 단순히 세포의 크기가 커지는 성인비만과는 달리 지방세포의 수와 크기가 증가하는 것이다. 일단 한번 생겨난 지방세포는 없어지지 않을뿐더러 세포 크기가 줄어드는 데에도 한계가 있어 나중에 성인이 돼서도 비만할 가능성이 높아진다. 실제 소아비만이 있는 경우 최대 약 80%가 성인비만으로 이어질 수 있다고 본다. 또한 어릴 때 비만한 사람은 단순히 뚱뚱한 것으로 그치지 않고, 동맥경화, 고혈압, 심근경색, 당뇨, 지방간 등 각종 성인병 발생의 위험성이 매우 높아지기 때문에 꼭 치료가 필요하다. 게다가 어렸을 때부터 뚱뚱하다고 따돌림을 받는 등의 이유로 자존감이 낮아져 정신적인 스트레스로 인한 정서불안이나 우울증에 걸릴 가능성도 높아지는 등 청소년의 정신건강에도 악영향을 주기도 한다.

비만의 또 다른 문제는 이것이 다른 사람에게 전염될 가능성도 있다는 점에 있다. 비만이 전염된다는 이야기는 아마도 처음 들어본 사람들이 많겠지만 이것은 미국 예일대학교 의대 리처드 플라벨(Richard A Flavell) 교수 연구팀에 의해 확인된 사실이다. 플라벨 교수 연구팀은 비만 상태의 생쥐를 일반 생쥐들과 한 우리에 넣어서 관찰하는 실험을 하였다. 그 결과 놀랍게도 일반 생쥐들도 점점 비만 상태의 생쥐를 닮아가는 일이 발생했다. 그 이유를 살펴본 결과 비만 생쥐 속의 지방간과 관련된 나쁜 세균들이 일반 생쥐에게 전염되어 이런 일이 일어났다는 사실이 확인되었다.

그렇다면 장내세균의 전염 경로는 어떻게 이루어졌을까? 생쥐는 다른 생쥐의 배설물을 먹는 습성이 있는데 이 경로를 통하여 전염이 일어났던 것이다.

실제로 엄마, 아빠가 모두 비만하면 자녀의 70~80%가 비만아가 되고, 한 명이라도 비만할 경우 자녀가 비만이 될 확률이 50%에 이르며, 엄마가 비만할 경우 그 가능성이 두 배 가량 높아진다는 연구결과가 있다. 아마도 유전적인 영향도 있겠지만, 같이 생활하는 부모의 생활습관이 곧 아이의 습관이 되어 비만으로 이어지는 경우가 많은 데서 유래하기도 한다.

따라서 소아비만을 해결, 예방하기 위해서는 부모와 아이가 함께하는 다이어트가 효과적이다. 소아·청소년기 비만이 성인비만과 다른 점은 체중 감량이 능사가 아니라는 데 있다. 키와 체중이 자연스럽게 증가하는 성장기에 체중 감량을 목표로 하면 오히려 건강을 해칠 수 있기 때문인데 간헐적 단식, 시간제한 다이어트 등 극소량의 음식물을 섭취하거나, 저탄고지, 황제 다이어트 등 특정 영양소만 섭취하는 다이어트 방식은 금물이다.

대신 식사시간을 일정하게 유지하면서 삼시 세끼를 반드시 제대로 챙겨 먹는 것이 좋고, 음식은 작은 그릇에 담아서 먹고, 과식하지 않도록 유의해야 한다. 특히 음식은 반드시 일정한 시간에 식탁 등 정해진 장소에서만 먹고 TV를 시청하거나 책을 보면서 먹는 습관은 좋지 않다. 쌀이 아닌 현미밥으로 바꾼다든지, 햄 대신 고등어나 연어 등 고단백질 식품으로 바꾸는 등 식탁 위 음식들을 건강식으로 바꾸면서 천천히 시작하는 것이 필요하다. 운동 또한 꾸준하게 하는 것이 중요하다. 주 5회 이상 하루 60분 정도의 중강도 운동을 반드시 해야 한다. 1시간 이내의 운동은 식욕을 감소시키는 효과가 있다.

한편 프로바이오틱스도 비만 예방에 도움을 준다. 낙산균은 아주 좋은 세균으로 최근 화두가 되고 있는 단쇄지방산을 많이 만들어 낸다. 단쇄지방산은 장관내 산도(pH)를 낮춰 산성 환경을 유지하여 유해균의 정착을 막고, 영양분 흡수를 돕는다. 면역작용에서 언급한 부티르산(Butyrate, Butyric acid)은 장내세균이 만드는 가장 중요한 대사물질로서 체내에서 장내 상피세포의 에너지원이 되며, 항염증작용, 면역조절작용, 항암작용 등 유익한 역할을 한다.

필자가 진행한 실험인데 실험쥐에게 8주간 고지방식이를 주면서 이러한 부티르산을 많이 생성하는 낙산균을 먹인 쥐와 그렇지 않은 쥐의 대변에서 부티르산을 측정한 결과 낙산균을 준 군에서는 안준 군보다 부티르산이 의미있게 높았다.

또한 노화가 빠른 쥐 F344 어린 쥐(생후 6주령, 인체나이 6세)에게 8주간의 고지방식이를 먹인 결과 아커만시아 뮤시니필라가 유의하게 증가하면서 고지방식이의 폐해를 방지하려는 노력이 나타났고 탄수화물, 에너지 대사 증가가 확연했다. 반면 F344 노령쥐(2년령, 인체나이 80세)에서는 이러한 보상작용이 나타나지 않았고 특히 수컷에서는 유해균이 증가하는 등 연령차, 성차를 보였다. 8주간 먹인 낙산균의 작용 또한 어린쥐에서는 대변 부티르산의 증가와 함께 염증 사이토카인의 감소가 관찰되었지만 노령쥐에서는 보이지 않아 낙산균 용량을 증가해야하지 않을까 생각되었다.

비만을 나타내는 지방세포가 부티르산을 만나면 지방이 과도하게 축적되는 것을 막을 뿐 아니라 에너지 소비를 증가시켜 체중 감소에 도움을 주는 효과가 있다. 실제로 낙산균을 먹인 쥐 실험에서 비만이 예방된 것이 확인되기도 해서 일명 다이어트 유산균이라는 별명도 있다.

2

설사보다 변비가 더 문제
비우지 못하고 쌓이는 것

· · ·

배설과 관련하여 장이 좋지 않을 때 나타나는 대표적 증상이 설사와 변비다. 이 중 더 경계해야 하는 것은 변비라고 생각한다. 왜냐하면 설사는 그래도 어느 정도 몸에 있는 노폐물이 빠져나오고 물을 보충해주면 그럭저럭 넘어갈 수 있는 증상으로 볼 수 있으나 변비는 노폐물이 몸 밖으로 빠져나오지 못하고 몸속에 쌓이고 있는 상태이기 때문이다.

만성 설사의 경우는 염증성 장 질환 등의 위험한 신호일 수 있으나 급성 설사의 경우 일시적인 경우가 많고 인체가 스스로 몸의 노폐물을 빼내기 위한 면역반응의 일종이라고도 볼 수 있다. 인체에서 대장은 수분을 흡수하는 곳인데 장내세균이 분비하는 독성 성분이 감지되면 이를 흡수하지 않고 배출하라는 신호를 보낸다. 왜냐하면 독성이 포함된 수분을 흡수했을 경우 인체에 더 심각한 문제를 일으킬 수 있기 때문이다. 그래서 수분이 거의 흡수되지 않은 설사의 상태로 변이 배설되는 것이다. 따라서 급성 설사는 몸에 이상적으로 독성 등 노폐물이 생겼다는 신호일 수 있어 설사로 인한 탈수가 우려 되지 않는 경우에는 설사 멎는 약(지사제)을 복용하기보다 수분을 더 많이 섭취하면서 독성이 완전히 빠지도록 하는 것이 더 나은 방법이 될 수 있다. 보통 설사를 하면 영양분 부족을 우려하는 경우가 많은데 소장 염증으로 인해 영양분까지 모두 배출되는 경우는 매우 드물고 대부분의 영양분이 소장에서 흡수된 후 나오는 설사는 많이 우려하지 않아도 된다. - 물론 질병과 관계된 설사의 경우 병원 처방을 받아야 할 것이다.

변비의 경우 상황이 다르다. 국민건강보험공단의 자료에 의하면 매년 60만 명 이상이 변비로 병원 치료를 받는다고 한다. 병원에 가지 않는 사람까지 포함한다면 이보다 훨씬 많은 사람들이 변비로 고통 받고 있을 것이다. 대개 변비 증상이 나타나면 하루 종일 속이 더부룩하고 답답한 증상에 시달리게 된다. 이런 상황이 3일 이상 지속되면 복통이 생기는 것 같기도 하고 속에 변이 꽉 차 있다는 생각에 불안한 느낌까지 찾아온다. 이런 현상이 계속 반복되면 배출되지 못한 대변이 장에 점점 쌓이게 된다. 대개는 3일 이상 배변을 못하게 되면 문제가 발생할 수 있으니 약을 먹어 배변을 시도해야 한다.

변비를 이해하기 위해서는 정상적인 배변이 어떻게 이루어지는가를 이해하는 것이 중요하다. 정상 배변은 대장 및 항문을 둘러싸고 있는 여러 근육의 조화로운 협조에 의해 일어나는 과정이다. 항문강 윗부분에 대변이 밀려 내려오면

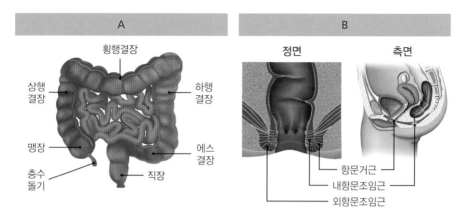

그림 6-2 대장과 항문의 구조(A) 및 배변이 일어나는 직장과 인근 구조(B)

배변반사를 느끼게 되지만 배변을 참아야 할 때는 오히려 대장의 내용물이 더 이상 내려오지 않아 전 대장의 통과가 느려지게 된다(그림 6-2A). 직장을 비우기 위해서는 앉거나 쭈그린 자세를 취하게 되는데 이때 항문거근에 의해 대변을 참도록 각을 이루고 있던 구조가 대변이 수월하게 나올 수 있도록 느슨해지면서 대변이 나온다(그림 6-2B). 동시에 횡격막과 복근이 수축하면 골반 내 압력이 올라가고 골반저는 이완하면서 변 배출을 보다 쉽게 해준다.

변비의 가장 큰 원인인 '기능성 변비'와 '변비형 과민성장증후군' 질환 간에는 변비 증상이라는 측면에서 유사한 점도 있으나 후자의 경우 복통을 주 증상으로 하며 복통의 조절을 치료 목표로 한다는 점에서 차이가 있다. 따라서 기능성 변비 진단을 위해서는 변비형 과민성장증후군의 배제가 필요하다. 변비의 증상은 같지만 그 원인에 의한 분류는 다음과 같이 다소 복잡하고 두 개 이상의 원인이 복합적으로 있을 수 있다. 하지만 치료를 위해 그 원인을 분류해 보는 것이 도움이 된다.

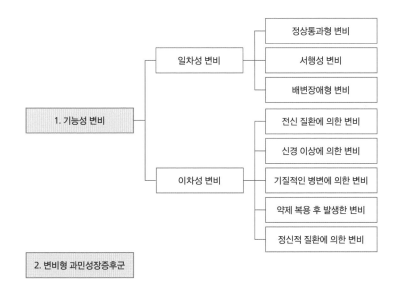

변비는 국내 연구에서는 약 16.5%의 유병률을 보였는데 여자가 남자보다 높다. 체계적 문헌 고찰 연구에서 로마기준 IV를 기준으로 하면 전 세계 유병률은 약 24% 정도인데 동남아시아가 다소 낮았다. 아마도 섬유소를 많이 섭취하는 음식 문화와 관련성이 있어 보인다. 변비의 유병률은 연령이 증가함에 따라 높아진다. 중국 연구에서 60세 이상을 대상으로 로마진단기준 III를 사용한 변비 연구에서 32.6%(634/1,942명)의 유병률을 보였고, 80세 이상에서는 44.8%로 나타났다. 핀란드 연구에서는 변비의 유병률이 더욱 높아 고령의 남자와 여자, 각각 57%와 64%가 변비로 진단되었고, 요양원에서는 각각 79%와 81%로 증가하였다.

우리나라는 2024년 65세 이상 인구가 1,000만을 돌파하고 전체 인구의 19.4%를 차지할 것으로 보인다. 이후 2025년에는 20%를 넘어 초고령 사회로 진입하므로 변비 문제가 더욱 큰 문제로 부상할 것 같다. 연령이 증가하면 근육량

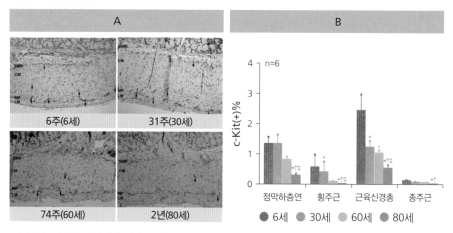

그림 6-3 면역조직염색상 연령 증가에 따른 쥐 대장조직에서의 카할간질세포(화살표) 감소(A)와
도식화 그래프(B)

과 탄력성 감소, 외음부 신경 손상 등으로 직장 항문각의 불완전 이완, 회음부 하강의 증가, 직장벽의 탄력성 감소 등 장 내부의 변화와 함께 다양한 신경계, 내분비계 등의 기저 질환의 증가와 이로 인한 복용약물의 증가, 식이 섭취 변화와 신체 활동의 감소 등 복합적인 요인에 의해 변비 발생이 증가한다. 이처럼 연령 증가와 함께 증가하는 변비 유병률은 연령이 증가할수록 남녀의 발생 빈도의 차이가 없어지는데 이러한 현상은 여성호르몬, 사회문화적 역할 변화 혹은 기저 질환 등 신체 정신적 요인의 변화에 기인한 것으로 보인다.

대장의 정상적인 운동은 분절 수축(Segmental Contraction)과 추진 수축(Peristaltic Contraction)을 특징으로 하는데 이러한 운동은 근육신경총(Myenteric Plexus), 카할간질세포(Interstitial Cells of Cajal, ICC)와 신경전달물질(Neuro-transmitter)을 통해 일어난다. 카할간질세포는 신경총과 근육세포 사이를 매개하여 대장 연동운동에 중요한 조직이다.

필자는 쥐의 노령화에 따른 상행결장 각 층에서의 카할간질세포의 분포도를 살펴보았다(그림 6-3A). 그 결과 인체 나이로 환산해볼 때 6세, 30세, 60세, 80세로 노령화가 진행할수록 점막하층연, 횡주근, 근육신경총, 종주근에서 카할간질세포가 급격히 감소하는 양상을 보였다(그림 6-3B). 즉 여러 가지 이유가 있겠지만 노령화가 될수록 근육을 움직이는 발동기 역할을 하는 신경총이 감소함으로 노령인구에서 변비가 쉽게 나타나는 것임을 알 수 있다. 결국 노인이 될수록 식이섬유를 많이 섭취하고 운동을 해야한다.

한편 변비를 원인에 따라 기능성 변비와 변비형 과민성장증후군으로 나눌 수 있다.

1. 기능성 변비

2016년 제안된 로마기준 IV에 의하면 기능성 변비는 다음과 같이 정의되고 있다.

1) 배변 시 적어도 25% 이상에서 과도하게 힘주어야 할 때

2) 배변 시 적어도 25% 이상에서 딱딱하고 덩어리진 변이 나올 때

3) 배변 시 적어도 25% 이상에서 대변의 불완전 배출이 있는 느낌이 있을 때

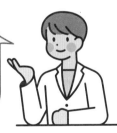

적어도 진단 6개월 전에 증상이 시작되어 지난 3개월 동안 로마기준IV의 여섯 가지 증상 중 두 가지 이상이 있어야 합니다. 다만 변비약을 사용한 경우를 제외하고 묽은 변은 거의 없어야 하며 과민성장증후군의 진단 기준은 충족되지 않아야 합니다.

그림 6-4 기능성 변비에 대한 로마기준 IV

4) 배변 시 적어도 25% 이상에서 항문이나 직장의 폐쇄감이 있을 때

5) 배변 시 적어도 25% 이상에서 배변을 용이하게 하기 위해 손으로 조작을
   해야 할 때

6) 배변 횟수가 일주일에 세 번 미만일 때

기능성 변비는 다시 두 가지 종류 즉 원인 미상의 일차성 변비와 약제, 신경 질환, 대사 질환 및 내분비 이상 등으로 인한 이차성 변비로 나눌 수 있다.

1-1. 일차성 변비

(1) 정상통과형 변비

가장 흔한 변비형으로 대장 통과시간이 지연되어 있지 않고, 배변횟수가 줄지 않은 경우다. 환자는 과민성장증후군에서 나타나는 팽만감, 복부통증이나 불편감이 동반될 수 있고, 실제로 변비형 과민성장증후군의 진단기준을 충족할 수 있다. 잘못된 식이나 생활방식으로 인해 발생하거나, 정신사회적인 요인, 스트레스나 과민성장증후군이 원인이 될 수 있다.

(2) 서행성 변비

장의 운동이 느려져서 생기는 변비로서 전형적으로 배변횟수가 일주일에 한 번 미만으로 적은 특징을 보인다. 배변을 하고 싶은 욕구를 잘 느끼지 못하고 복부팽만감과 불편감을 흔히 호소한다. 서행성 변비는 식사나 기상 시에 일어나는 대장운동 반응이 감소되어 있거나 관찰되지 않는다. 대장만 통과가 지연된 경우가 있고, 위장 전체가 미만형으로 운동 장애가 있는 경우가 있다.

(3) 배변장애형 변비

기능적인 이상으로 직장에 위치한 변을 배출시키지 못하거나 항문·직장의 해부학적인 이상으로 변 배출이 잘 되지 않는 경우를 말한다. 이러한 배변장애 변비의 경우 일반적으로 배변 시에 많은 힘을 주게 되며 화장실에 오래 머문다. 이를 해결하기 위해 손가락으로 대변을 배출시키거나 관장하는 경우가 흔하다. 이런 유형의 변비는 일반적으로 완하제에 대한 반응이 매우 좋지 않다. 골반저의 긴장도가 증가되어 있기 때문에 치질이나 치열의 발생도 증가한다. 항문·직장의 해부학적 이상으로 직장중첩증, 직장탈, 직장류, 과다한 회음부 하강이 배변장애형 변비를 유발할 수 있지만 흔한 원인은 아니다.

1-2. 이차성 변비
(1) 전신 질환에 의한 변비
갑상선 기능 저하증, 당뇨병

(2) 중추신경 질환이나 장을 지배하는 신경 이상에 의한 변비
치매, 파킨슨병, 다발성 경화증(Multiple Sclerosis), 척추의 외상

(3) 대장, 직장, 항문, 골반저의 기질적인 병변에 의한 변비
유아의 항문폐쇄증, 항문협착증, 대장암, 평활근의 병변(근병증, 근이영양증 등), 직장탈(Rectocele), 골반저의 약화, 직장 내 점막의 탈출, 전직장벽의 탈출, 고립성 직장궤양 증후군

(4) 약제 복용 후 발생한 변비

아편성분 진통제, 항경련제, 삼환계 항우울제 등

(5) 정신적 질환에 의한 변비

우울증, 거식증 또는 대식증

2. 변비형 과민성장증후군

과민성장증후군은 흔한 기능성 위장관 질환으로 그 원인과 병태생리가 아직까지 명확하게 밝혀지지 않았는데 이는 그 만큼 병태생리가 복잡하고 많은 사람에서 다양할 수 있기 때문이다. 현재까지 중요하게 생각되는 병태생리로는 내장과민성, 뇌-장관 상호작용, 감염 후 과민성장증후군에서 관찰된 저(低)도의 염증 혹은 미생물 환경 변화와 연관된 면역반응 이상, 장내세균의 이상, 유전 소인 등이 있으며 또한 정신사회적 요인에 대하여 국내에서도 활발한 연구가 진행되고 있다.

기능성 변비와 변비형 과민성장증후군의 가장 큰 차이는 복부통증 유무이다. 즉 기능성 변비에서는 변비는 심해도 복부통증이 없는데 반해 변비형 과민성장증후군은 복부통증이 있다. 물론 초반에는 없을 수 있겠지만 대변 모양의 변화가 있고 다음에라도 통증이 나타난다.

기능성 변비와 변비형의 과민성장증후군이 전혀 다른 스펙트럼이라고 생각된 경우도 있었으나 로마기준 IV에서는 이 두 질환이 상호 이동 가능한 것으로 그 개념을 정리한 바 있다. 치료 측면에서 두 질환이 비슷한 면이 많지만 변비형의 과민성장증후군에서는 스트레스가 매우 중요한 원인이기에 그 증상 치료

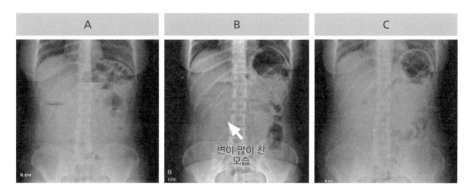

그림 6-5 변이 많이 쌓이다가(A)과 장폐색이 발생(B), 이후 좋아진 복부단순촬영(C)

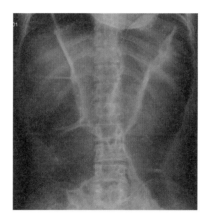

그림 6-6 대장에 가스가 가득 찬 단순복부촬영

를 위해서는 스트레스 해결이 관건이다.

　　배설되지 않고 장 속에 오래 쌓인 변은 마치 집안에 쓰레기를 치우지 않고 오랫동안 쌓아둔 것과 다름없다. 이 경우 집안이 엉망이 되는 것처럼 장에 쌓인 변도 여러 가지 기전으로 질병의 원인이 된다.

만성 변비가 오래되면 복통과 구토 등의 증상에 시달리게 되며 완전히 변을 볼 수 없는 상태에까지 이를 수 있다. 대장 속에 변이 차면서(그림 6-5A) 이것이 장 연동운동을 막게 되어 장폐색이 일어난다. 장폐색은 장의 일부가 막혀서 장의 내용물이 빠져나가지 못하므로 장애를 일으키는 질환이다(그림 6-5B). 장폐색이 진행하여 장 괴사가 일어난 후 병원을 방문하면 장을 일부 제거해야 할 수도 있으나 여러 가지 방법으로 대변을 배출하게 만들면 대개의 경우는 좋아진다(그림 6-5C).

하지만 장폐색이 심해지면 유해균 증가와 함께 대장이 늘어나게 되는데(그림 6-6) 이때 대장세포들 사이의 늘어난 틈새를 통해 유해균이 침투하여 혈관까지 침범하는 상황이 벌어질 수 있다. 혈액이 균이나 바이러스에 감염된 질환을 패혈증이라고 하며 패혈증은 심할 경우 사망에 이를 수 있을 만큼 위험한 병이다.

또한 장내세균 독소 내지 사이토카인이 온 몸을 타고 흐르면서 각종 질병을 일으킬 수 있다. 즉 대장 점막과 혈액을 통해 몸 안에 흘러들어온 독성과 사이토카인 등은 여러 가지 하위 작동 기전을 통해 염증에서 종양이나 결석 등의 생성으로 이어진다는 것이다.

변비는 대부분 경미한 증상에서 끝나는 경우가 많지만 드문 경우 장폐색 등의 심한 질환으로의 진전하는 등 복잡한 상황을 만들 수 있기 때문에 장 건강을 위해 꼭 다스려야 하는 질환이다. 변비의 원인은 여러 가지가 있을 수 있으므로 반드시 그 원인을 찾아 몸 안의 노폐물과 함께 가스까지 제대로 배출될 수 있게 해야 한다.

장 건강에
나쁜 영향을 미치는 습관들

· · · ·

현대인의 생활습관을 들여다보면 장 건강에 나쁜 영향을 주는 습관들로 가득 차 있는 듯 하다. 아침에 일어나자마자 모닝커피를 즐기는 사람들이 많은데 빈속에 커피는 위에 좋지 않을 수도 있으므로 조심해야 한다.

기상 직후는 하루 중에 코르티솔 호르몬의 분비가 가장 활발히 이루어진다. 스트레스를 조절하고, 신진대사에 관여하는 호르몬으로 기상 직후는 잠 자던 뇌를 깨워야 하는 시간이므로 코르티솔 호르몬의 분비가 활발히 이루어지는 것이다. 이때 각성작용을 일으키는 카페인이 들어오면 코르티솔 호르몬의 작용을 더 강화시킬 수 있다. 이로 인해 공복 상태에서의 위산 분비를 촉진시킬 수 있고 정신작용에도 영향을 미쳐 가슴 두근거리는 증상 등이 생길 수도 있다. 빈속에 위산이 분비되면 속이 쓰린 증상이 생길 수도 있고 심하면 위 점막을 자극하여 위염을 일으킬 수도 있다. 따라서 기상 직후 빈속에 커피 마시는 습관은 되도록 삼가야 한다. 특히 커피는 중독성이 크다고 알려진 바 주의해야 한다.

화장실에 가서도 계속 핸드폰을 사용하는 경우가 많은데 이 또한 장 건강에 나쁜 영향을 끼칠 수 있으므로 조심해야 한다. 대개 볼 일을 보면서 핸드폰을 하다보면 핸드폰에 빠져 오랫동안 앉아 있게 되는데 이 때문에 장 건강에 악영향을 끼칠 수 있다.

직장에 변이 충분히 쌓이면 직장의 수축작용이 일어나기 시작한다. 변을 밀어내는 직장의 연동운동으로 인해 이 신호로 변의를 느끼게 되고 직장의 변은 항문으로 내려오고 항문이 열리면서 배설하는 작용이 이루어지게 된다. 이때 항문이 열리고 닫히는 힘을 조절하는 작용을 하는 것이 항문 괄약근이다. 이 괄약근의 힘이 있기 때문에 우리는 변의를 참고 있다가 화장실에 가서야 변을 볼 수 있게 되는 것이다. 마침내 화장실에 도착하여 변기에 앉는 순간 괄약근의 압력이 감소하면서 자연스럽게 항문이 열리며 변이 나오게 된다. 이때 변기에 더 오래 앉아 있는 이유는 잔변의 느낌이 있기 때문인데 이 잔변 또한 이어지는 장의 연동운동에 의해 신호가 오게 되며 어느 정도 힘을 주면 나오게 된다. 정상적인 배변은 이 과정이 5분 안에 끝나야 한다. 혹 늦더라도 10분 이내에는 끝나게 된다.

그런데 스마트폰을 본다고 10분 이상 변기에 앉아 있게 되면 이러한 장과 항문의 운동이 느슨해진다. 이 때문에 나오려던 변도 배설작용을 멈추게 되므로 변비의 원인이 될 수 있다. 또 대변을 보면서 오랫동안 변기에 앉아 있으면 직장과 항문이 스트레스를 받아 피가 이곳으로 몰리게 된다. 이것이 직장과 항문의 혈관에 손상을 일으켜 치질의 원인이 될 수 있다. 따라서 배변 시간은 최대 10분을 넘지 않도록 조절하는 것이 중요하다.

다이어트나 아침잠을 위해서 아침 식사를 거르는 사람도 적지 않은데 이 또한 변비의 원인이 될 수 있기 때문에 조심해야 한다. 하루 중 배변하기 가장 좋은 시간은 아침 식사 직후다. 밤사이 비어 있던 장에 음식물이 들어오게 되면 결장에 쌓여 있던 변이 직장으로 이동하면서 배변의 신호가 나타나게 된다. 이것을 '위대장 반사운동'이라고 하는데 하루 중 아침 식사 직후에 가장 강하게 일어난다. 그런데 아침 식사를 거르면 이 기회를 놓치게 되는 것이므로 변비의 원인이 될 수 있는 것이다. 즉 아침은 배변의 욕구가 가장 강한 시간이므로 아침 식사를 꼭 하고 아침마다 규칙적인 배변을 할 수 있도록 습관을 만드는 것이 변비의 예방을 위해 중요하다.

한편 바쁜 일상 때문에 배변의 신호가 왔는데도 참고 그냥 지나가는 사람이 많은데 이 또한 변비의 원인이 될 수 있으므로 조심해야 한다. 장에 문제가 없을 때는 얼마 후 다시 변의가 찾아와 배변활동을 하게 되지만 이것이 반복되다 보면 대장 내의 센서작동에 문제를 일으킬 수 있다. 이 상태가 되면 장 속에 변이 찼는데도 변의가 느껴지지 않으면서 변비로 이어지는 경우가 많다. 따라서 배변의 신호가 오면 즉시 배변을 하는 습관을 기르는 것이 필요하다.

바쁜 일상 때문에 불규칙한 식습관을 갖는 경우가 많다. 또는 하루 종일 간식을 입에 달고 살아 식사 시간이 불규칙한 사람도 있다. 이처럼 불규칙한 식습관은 대장 관련 질환을 증가시키는 주범이 될 수 있으므로 조심해야 한다. 예를 들어 식사 시간을 넘겨 식사를 하게 되면 배고픔을 해결하려고 허겁지겁 과식이나 폭식을 하기 쉽다. 이렇게 급하게 들어온 많은 음식물은 장에 부담을 주게 마련이고 따라서 정상적인 장 활동을 방해하게 된다. 또한 식사 시간이 끝난 지 얼마 되지 않아 계속해서 간식이 들어오게 되면 바이오리듬이 깨질 수 있다.

한편 식간에 소장에서 이동성 운동 복합체(Migrating Motor Complex)가 규칙적으로 일어나 소장에 있는 음식물이 아래로 이동한다. 이후 다음 식사가 올 때까지 쉬어야 하는데 불규칙한 식사 때문에 이러한 장운동에 문제가 발생할 수 있다. 이처럼 불규칙한 식습관은 장 활동에 문제를 일으켜 여러 가지 장 관련 질환의 원인이 될 수 있으므로 절대 피해야 한다.

또한 야식을 먹는 경우가 많은데 이것도 장에 부담을 줄 수 있으므로 조심해야 한다. 장운동은 해가 움직이는 것과 비슷한 패턴으로 움직인다. 아침에 해가 뜨는 것처럼 아침에 장운동도 깨어나기 시작하며 낮에 해가 가장 높이 떠 있는 것처럼 장운동도 낮에 가장 활발하게 일어난다. 하지만 저녁이 되면 해가 지는 것처럼 장운동도 쉴 준비를 하게 된다. 이처럼 밤 시간은 장운동의 능력이 떨어지는 시간이기 때문에 음식을 먹으면 장에 부담을 줄 수밖에 없다. 또한 생체리듬과 소화에 연관된 호르몬 균형의 교란이 일어날 수 있다. 우리 몸에는 식욕을 조절하기 위한 그렐린과 렙틴이라는 호르몬이 있는데 밤에는 뇌에서 식욕 억제 호르몬인 렙틴과 멜라토닌을 분비한다. 그런데 반복적인 야식을 섭취하면

야간에 렙틴과 멜라토닌 분비가 낮아지고 식욕촉진 호르몬인 그렐린이 높게 유지되어 잠을 자지 못하고 야식을 찾게 되는 악순환이 발생할 수 있다. 즉 예측 가능한 바이오리듬을 준비하고 있던 신체에 갑자기 야식이 들어오면 쉬려고 준비하던 호르몬은 다시 한 번 소화를 시켜야 하는 부담을 안게 된다.

게다가 야식으로 먹는 음식의 종류 또한 문제다. 야식으로는 주로 라면, 족발, 치킨 등을 많이 먹게 되는데 이런 음식들은 소화에 부담을 준다. 더욱이 이런 음식을 장운동이 약화된 시간에 먹으니 문제가 되지 않을 수 없는 것이다.

또한 간식을 든 후에 일정 기간 소화시킬 시간이 필요한데 곧바로 수면에 들어가게 되면 흡수된 영양가는 곧바로 지방세포에 축적이 되면서 비만의 원인이 된다. 즉 야식으로 인해 인슐린 저항성이 발생하면 밤에 섭취한 잉여 에너지를 지방으로 더욱 축적하기 쉽기 때문에 비만이 발생하는 것이다. 낮에 섭취하는 양과 자기 전에 섭취하는 칼로리 양이 같아도 야식으로 섭취한 칼로리가 전체 칼로리의 25% 이상이면 주의를 해야 한다.

야식을 반복하는 것은 정신적으로 문제가 된다는 지적도 있다. 즉 1955년 알버트 스툰커트 미국 펜실베니아대 교수는 아침에 식욕이 없고, 밤에 야식을 찾으면서 잠을 못 자는 행동이 지속적으로 나타나는 증세를 '야식 증후군'이라 부르기도 했다. 야식 증후군은 저녁을 먹은 후에 섭취하는 칼로리의 양이 하루 총 섭취한 칼로리의 25% 이상을 차지하는 경우로 일주일에 4~5일 이상 불면증이 발생하면서 악순환 될 수 있는 것이다.

또한 식사하고 3시간이 지나기 전에 누우면 음식으로 인해 하부식도괄약근이 이완되고 위산이 역류되면서 가슴쓰림, 신물 역류 등 위식도역류질환이 발생하기 쉽다.

이처럼 현대인에게 야식은 장 질환의 원인이 될 수 있으므로 규칙적인 세 끼 식사 시간을 지키고 균형 잡힌 음식을 섭취함으로써 과식으로 이어지는 공복 감을 줄이는 것이 좋다. 즉 잠들기 3~4시간 전, 밤 9시 이후에는 음식 섭취를 삼 가고 공복감을 느낀다면 물 한두 잔을 마시고 잠자리에 드는 것이 좋다.

잘못된 장 청소의
위험성

. . .

최근에 사람의 대장 속에 누구나 몇 kg
의 숙변을 가지고 있다는 정보가 인터넷에 돌고 있어 문제가 되고 있다. 왜냐하
면 이 숙변이 장 건강에 좋지 않다며 숙변을 제거한답시고 오히려 장에 좋지 않
은 여러 행위들이 이루어지고 있기 때문이다.

숙변은 오랫동안 배출되지 않아 장벽에 딱딱하게 붙어 쌓이게 된 변이라
고 이야기하기도 한다. 하지만 의학적으로 볼 때 이러한 숙변은 존재하기 힘들
다. 왜냐하면 첫째로 장은 내벽에서 계속하여 점액질이 분비되기 때문에 매끈한
표면을 가지고 있어 딱딱한 변이 붙어 있을 수 없기 때문이다. 게다가 장세포 또
한 반복적인 세포 분열이 일어나 내벽이 끊임없이 교체되기 때문에 숙변이 자리

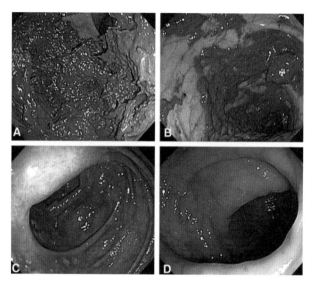

그림 6-7 대장 정결도를 판정하는 보스톤장처치 스케일(A: 0점, B: 1점, C: 2점, D: 3점)

잡을 수가 없다. 무엇보다 대장은 끊임없이 연동운동을 하며 변을 밀어내고 있기 때문에 숙변은 존재할 수가 없다.

대장에 숙변이 없다는 사실은 대장내시경을 통해 확인할 수 있는데 장을 비운 사람들의 대장 속을 살펴보면 장벽의 표면이 매끈하고 숙변은 존재하지 않는다. 다만 장청소 후에도 대변이 다 나오지 않아 맹장과 상행결장에 대변이 많이 남아 있는 경우가 있어 주의를 요한다. 이런 분의 경우 병원에서 권유하는 장청소 법 외에 대장내시경 전 며칠동안은 고형식 대신 죽을 들거나 장청소 전에 변비약을 며칠간 복용하는 방법을 권장하기도 한다.

보통 장청소하면 85%만이 아주 깨끗할 수 있다는 통계가 있고 100%를 만들기 위해서 장청소약 용량을 올릴 수 있겠으나 장청소가 안 되는 15%를 위해

보스톤장처치 스케일		3	2	1	0
3=Excellent 2=Good 1=Poor 0=Inadequate		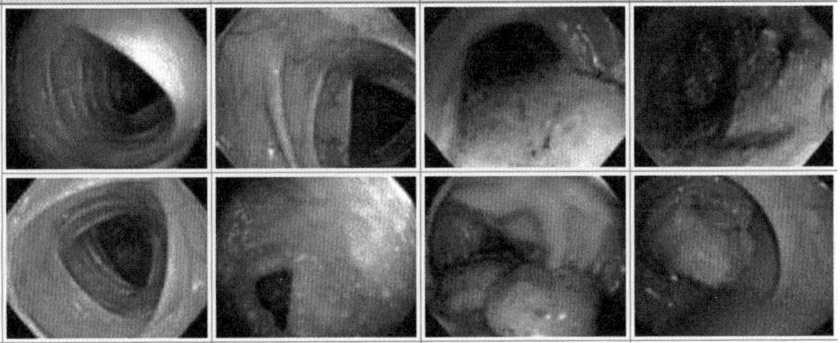			
상행결장	☐	☐	☐	☐	☐
횡행결장	☐	☐	☐	☐	☐
하행결장	☐	☐	☐	☐	☐
총점 = ☐					

그림 6-8 대장 정결도를 판정하는 보스톤장처치 스케일의 계산법

모든 대상에서 그 용량을 늘리는 것은 대장내시경을 공포 그 자체로 만들 수 있기에 현재의 용량을 권유하는 것이다.

한편 대장내시경을 하기 전 시행한 장처치로 장청소가 잘 되었는지 평가하는 방법으로 보스톤장처치 스케일(Boston Bowel Preparation Scale, BBPS)이 사용되고 있다(그림 6-7). 이 BBPS는 상행결장, 횡행결장, 하행결장 각각 부위의 청결점수를 최고 3점, 최저 0점으로 하여 만점은 9점으로 하는 방법이다(그림 6-8).

한편 필자는 대장 정결도의 성별 차이를 알아보았다. 왜냐하면 여성에서는 상행결장에 대장암이 상대적으로 많이 발생하고 이에 반해 남성은 직장 및 하행결장에 대장암이 자주 발생하므로 대장 정결도는 결국 여성에게 상대적으로 더 중요하기 때문이다. 2015년 3월부터 2018년 4월까지 분당서울대학교병원에

서 대장경을 시행한 총 12,561명(남자 6,413명, 여자 6,148명) (평균연령 남자 57.5세, 여자 57.8세)에서 대장 정결도를 분석한 결과 남자는 총점이 7.1점(그림 6-9B), 여자(그림 6-9C)는 7.4점으로 여자가 유의하게 청소를 잘 해오는 것을 알 수 있었다.*

항문에서 평균 맹장까지의 삽입시간은 남자 6.2분, 여자 8.3분으로 여자가 유의하게 오래 걸렸는데 이는 아마도 여자가 분만 등 복강수술을 한 경우가 많고 이에 따라 대장경 삽입시 통증을 호소하여 삽입시간이 더 소요하는 경우라 해석된다. 맹장을 보고 다시 항문까지 나오는 시간은 대개 6분 이상 보는 것을 권장하는데 남자는 7.9분, 여자는 7.4분으로 남자가 많이 걸린 것은 대장 용종 발견율이 높아 대장 용종을 제거하는 시간이 더 많이 필요했기 때문으로 해석된다.

따라서 인터넷에 숙변이라고 알려져 있는 변의 실체는 변비의 일종이라고 볼 수 있다. 즉 오랫동안 배출되지 못하고 쌓여 있는 변이 숙변인 것이다. 하지만 아무리 오래된 숙변이라도 보름 이상은 넘기기 힘들기 때문에 몇 kg이나 되는 숙변이 존재한다는 속설은 사실로 받아들이기 힘들다.

숙변의 문제를 해결하기 위해 장청소를 한다며 여러 행위들이 이루어지고 있는데 이 또한 장 건강에 악 영향을 미칠 가능성이 있어 문제가 되고 있다. 장청소를 한다며 가장 흔하게 시행되고 있는 것이 관장이다. 원래 관장은 대장 내시경이나 수술 분만 과정 중 변을 제거하기 위해 일시적으로 사용하는 의학적

* Hwand YJ, et al. Korean Journal of Internal Medicine 2021;36:322-331

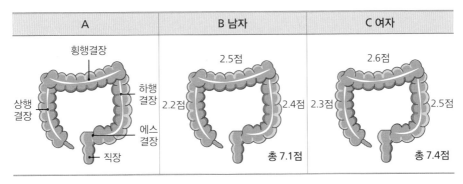

A	B 남자	C 여자

횡행결장

상행결장

하행결장

에스결장

직장

2.5점

2.2점 2.4점

총 7.1점

2.6점

2.3점 2.5점

총 7.4점

그림 6-9 상행결장, 횡행결장, 하행결장(A)
각각 부위의 정결점수를 최고 3점으로 하여 9점으로 했을 때
남자(B)보다 여자(C)에서의 정결점수가 유의하게 높음

방법이다. 관장약을 항문으로 집어넣어 일시적으로 상에 윤활성을 높여주고 장운동을 촉진시킴으로써 강제로 장 속의 변을 배출시키는 방법을 사용한다. 이러한 관장은 심한 변비를 완화시키기 위한 방법으로 사용되기도 한다.

하지만 장청소를 한다며 관장을 자주 하는 사람들이 늘어나고 있다. 특별한 목적을 위해 일시적으로 하는 관장은 큰 문제가 없으나 장청소를 한다며 습관적으로 하는 관장은 장에 안 좋은 영향을 줄 수 있으니 조심해야 한다.

실제 한 TV의 건강 프로그램에서 주기적으로 장청소를 하는 사람의 대장 건강을 확인하기 위해 대장내시경을 실시한 결과 대장에 염증이 생긴 것을 발견하는 장면이 방영되기도 했다.

이러한 결과가 나타난 이유는 관장이 오히려 장운동을 일으키는 자율신경을 교란시킬 수 있기 때문이다. 원래 장은 자율신경에 의해 스스로 장운동을 일으켜서 배변활동이 일어나야 한다. 그런데 관장은 강제로 장운동을 일으키는 것이기 때문에 자율신경의 활성도에 혼란을 줄 수 있다. 이로 인해 평소에도 관

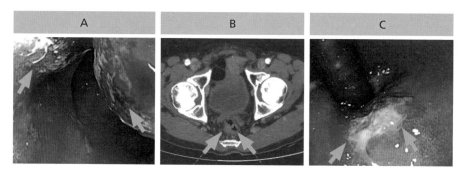

그림 6-10 관장 후 시행한 대장내시경과 복부 CT상 항문 부위에 종양 모양이 보이다가
12일 후 궤양만 관찰됨.

장을 습관적으로 하는 경우 오히려 자율적인 장운동이 잘 일어나지 않으므로 장
질환의 원인이 될 수 있는 것이다. 하지만 대변이 안 나와서 장폐색이 일어날 가
능성이 있거나 장폐색이 일어난 경우 밑에 있는 대변을 빼내주어야 위에 있는
대변이 내려올 수 있는 바 관장을 하는 것이 권장된다. 관장을 통한 장청소는 이
러한 특별한 목적 외에 사용하지 않는 것이 좋으나 불가피한 상황에서 간헐적으
로 사용하는 것은 큰 문제는 없다.

다만 관장에 익숙하지 않은 경우 매우 주의를 요한다. 필자의 환자 중 87세
남자분이 있었다. 대장내시경을 하는데 항문 바로 위에 4cm 정도의 대장암 모양
을 발견하였다(그림 6-10A). 조직검사를 하고 대장암이 거의 확실하다고 생각하
여 당일 복부 CT 검사를 하였다. 영상의학과에서도 4cm의 대장암이 의심된다
고 판독되었으나(그림 6-10B) 조직검사에서는 암세포가 보이지 않았다. 이에 자
세히 문진을 한 결과 대장내시경 전에 대변이 확실히 빠지지 않은 것 같아 관장
을 했다는 것과 관장 후 소량의 선홍색 피가 나왔다고 했다. 이에 첫 대장내시경
을 한지 12일 후 다시 직장경을 해본 결과 종양 모양은 모두 사라지고 궤양만 관

찰되어(그림 6-10C) 관장에 의한 심한 상처로 인해 종양 모양을 보였던 경우로 생각되었다.

한편 거슨 요법을 제시하여 암치료로 이름을 떨친 거슨 박사가 제시한 커피관장을 하는 사람들도 많다. 커피관장은 관장약 대신 커피를 사용하는 차이가 있다. 관장약의 경우 자주 사용하면 대장 벽에 손상을 줄 수도 있으나 커피는 자연물질이므로 안전하다는 장점이 있다. 거슨 박사는 이 커피관장을 통하여 암환자들이 사용하는 진통제의 사용을 줄이고 정신적 안정에도 도움을 얻었다고 이야기하고 있다. 그리고 1990년 오스트리아의 한 병원에서 암환자들을 대상으로 6년간이나 거슨 박사가 제시한 커피관장을 통한 임상실험을 진행하였는데 암치료에 효과를 봤다는 보고도 있다. 이 때문에 현재 유럽의 여러 병원에서 암치료를 위해 커피관장을 이용하고 있기도 하다.

실제 필자의 환자중에서 변비가 해결되지 않아 힘들어하던 분이 어느 날 많이 좋아져서 외래를 방문하였고 그 이유를 물어보니 커피관장을 했다고 했다. 하지만 커피관장 한 가지만 하는 것은 아니고 식이요법, 운동 그리고 약을 사용하면서 효과가 적을 때 커피관장을 해보는 방법이 안전한 것 같다.

커피관장이 암치료에 도움이 된 까닭은 장운동 촉진에 의한 장청소뿐만 아니라 해독에 도움을 줬기 때문이라고 한다. 즉 커피를 대장으로 주입하면 커피의 카페인 성분이 대장 벽에 흡수되면서 혈류를 타고 담도까지 가서 담관을 넓히는 작용을 한다고 한다. 이로 인해 담즙 분비가 늘어나면서 해독작용에 도움을 줄 수 있었다는 것이다. 하지만 카페인이 직접 대장에 자극을 주는 것이 주된 기전이고 담즙 분비는 부대적인 효과이지 않나 싶다. 왜냐하면 보통 음식이

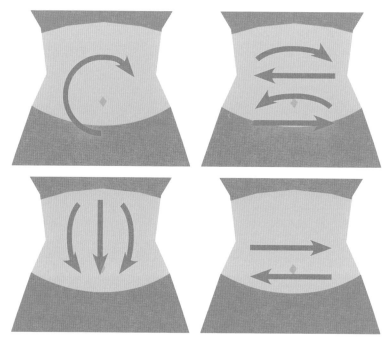

그림 6-11 변비에 도움이 되는 배 운동

들어오면 콜레시스토키닌(Cholecystokinin) 호르몬이 증가하면서 담낭을 자극하여 담낭에 저장된 담즙액이 배출되고 이는 소장에서의 지방분해와 흡수에 주역할을 하기 때문이다.

커피관장은 거슨 박사뿐만 아니라 여러 병원의 임상자료가 있기 때문에 어느 정도 인정해줄 부분은 있으나 의학적으로 확인된 사실은 아님을 알아야 한다. 따라서 커피관장을 꼭 하고 싶다면 주치의와 상의 후 하는 것이 좋다. 거슨박사 자신도 3일 이상 연속해서 커피관장을 하지는 말아야 한다고 권유하고 있다. 만약 장출혈이 있거나 심한 설사를 하는 경우 또는 간에 문제가 있는 경우라면 함부로 커피관장을 해서는 안 되기 때문이다.

장청소는 관장과 같은 인위적 방법으로 하기보다 식이섬유가 많이 든 식사요법으로 하는 것이 가장 안전하다고 할 수 있다. 노란 키위나 자두액 또는 말린 자두에 장기능을 촉진하는 솔비톨이 들어있어 효과가 좋다. 식이섬유는 장에서 마치 윤활유와 같은 역할을 하기 때문에 장의 운동을 활발하게 해주고 장 속의 변이 이동하는 데에도 도움을 준다. 식이섬유를 많이 섭취하는 음식요법이 안정적인 장청소에 도움을 줄 수 있다.

이에 더하여 운동요법이 변비 예방이나 해결에 효과적이다. 예를 들면 배꼽을 중심으로 배꼽 위→왼쪽 하복부→치골→오른쪽 하복부 순으로 크게 원을 그리며 2~3회 주물러주는 운동이 있다(그림 6-11). 왼쪽 하복부를 시계방향으로 쓸어주는 동작을 더하면 좋다. 매일 하는 것이 좋겠지만 시간이 없으면 적어도 주 1~2회 정도 실시한다.

01 가공식품의 문제

02 서구화된 육식 위주 식습관의 문제

03 적색육의 문제라면 닭고기는 괜찮은가?

04 탄수화물 중독의 문제

05 튀긴 음식의 문제
    트랜스지방

06 건강한 장을 만드는 올바른 식사법

07 채식 위주의 식단이 장에 좋은 이유

08 채소에 대한 오해를 풀자
    질산염에 대한 오해

7부

결국
음식이 문제다

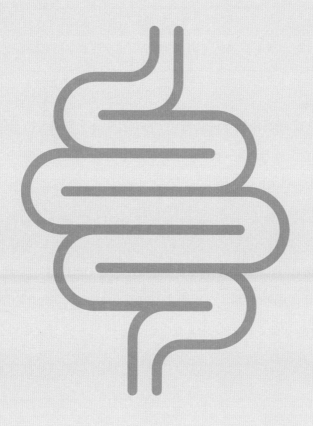

가공식품의
문제

. . .

장은 인체의 소화기관으로서 음식물의 소화와 흡수 및 배설을 담당하고 있다. 장이 건강하기 위해서는 장이 자기 기능을 잘 할 수 있도록 장에 무리를 주는 음식물 섭취를 최대한 피해야 한다. 하지만 현대의 풍부한 먹거리는 장에 자극을 주는 음식들로 가득 차 있어 문제가 되고 있다.

사람들은 세끼 식사를 해결하기 위해 마트에서 대부분의 식재료를 사게 된다. 그런데 마트에서 파는 대부분의 식재료들은 가공식품이다. 가공식품이란 자연에서 얻은 식재료가 자연상태 그대로가 아닌 가공된 상태로 나오는 모든 식품을 지칭하는 용어다. 이처럼 가공식품으로 만드는 것은 두 가지 이유가 있다. 첫째는 유통과정에서 식재료가 상하지 않도록 가공하는 것이다. 이를 위해 여러 화학첨가물이 들어가는데 이 화학첨가물들의 안전이 보장되어 있지 않다. 둘째는 기업 입장에서는 제품을 많이 팔아야 하므로 맛을 내기 위해 여러 화학첨가물을 넣게 되는데 이 화학첨가물 또한 안전이 보장되어 있지 않다. 실제 과자, 어육, 햄 등의 성분표를 보면 잘 알지도 못하는 화학첨가물들이 빼곡하게 적혀 있는 것을 볼 수 있다. 이들은 대부분 색료, 향료, 유화제, 보존제 등이 함유되어 있는 것이다.

이러한 화학첨가물 중 문제가 되는 것으로 증명된 것은 질산염과 아질산염이다. 세계보건기구(WHO) 산하 국제암연구소(IARC)에서 두 물질을 발암물질 2A군으로 인체 발암 추정 물질로 분류하였다. 또한 가공식품에 들어 있는 과다한 설탕과 소금 역시 주의해야 한다. 과도한 소금이 고혈압, 위염 등 건강에 부정적 영향을 미치는 것은 이미 잘 알려져 있다. 한편 단맛을 내기 위해 과도한 설탕 또는 액상과당이 들어가게 되는데 이는 인슐린 저항성을 높이고 중성지방과 유해한 콜레스테롤을 증가시켜 건강에 문제를 일으키는 것으로 알려져 있다. 마트에 진열되어 있는 수많은 음료들과 식재료들에는 이러한 설탕과 액상과당이 과다하게 포함되어 있다.

또한 가공식품은 설탕, 소금, 화학첨가물의 효과로 맛이 좋기 때문에 중독성을 불러일으킬 수 있다. 이 때문에 한번 가공식품에 맛을 들인 사람들은 계속하여 가공식품을 찾게 되고 이러한 가공식품의 과도한 섭취는 건강에 여러 문제들을 일으킬 수 있다. 과식을 불러올 수 있으며 탄수화물 중독을 일으킬 수 있다. 맛있는 것이 너무 많기 때문에 지속적 간식의 섭취로 인해 규칙적인 식사습관을 깨트릴 수 있다. 이러한 문제들은 결국 장 건강의 균형을 깨트리므로 여러 장 질환으로 이어지게 된다. 현대인들이 소화불량을 달고 사는 이유 중 하나도 여기에 있다고 할 수 있다. 장 건강의 악화는 여러 질병으로 이어질 수 있으므로 가공식품의 섭취는 최소한으로 줄이도록 노력해야 한다.

2

서구화된 육식 위주
식습관의 문제

. . .

대장암의 가장 큰 원인 중 하나로 잘못된 음식 문화가 거론되고 있다. 우리나라도 식습관이 서구화되어 육식을 많이 하게 되면서 대장암의 발생 빈도와 사망 빈도가 급격하게 증가하고 있다.

하버드대학교 의과대학 연구에서 70% 이상의 대장암이 식습관 및 생활습관 변화로 예방 가능함을 밝혔다. 생활습관이 좋지 않은 여성의 경우 좋은 여성에 비해 대장암에 걸릴 위험이 네 배 이상이었음을 밝혀 식습관과 생활습관의 중요성을 시사했다. 서구화된 육식 위주의 식단과 짠 음식, 매운 음식, 타거나 심하게 그을린 음식, 기름진 음식 등을 자주 먹을 경우 장에 손상을 입혀서 결국 대장암이 발생할 수 있다는 것이다. 특히 육식을 할 때 고기를 주로 구워먹게 되는

데 이때 높은 온도에서 가열된 고기는 대장암의 위험을 증가시키는 화학물질들을 다량 발생시키는 것으로 알려져 있다.

과다한 육식과 질병과의 관련성 연구는 이미 많이 이루어지고 있다. 하버드대학교에서 음식과 질병 발생의 관련성을 연구하기 위해 18만 명을 대상으로 23년간 추적 연구 조사하였다. 23년 후에 결과를 봤더니 암이나 심장관련 질환에 걸린 사람들은 건강한 사람에 비해 소시지, 햄, 베이컨 등의 육가공품과 돼지고기나 소고기 같은 육고기를 많이 먹은 것으로 나타났다. 또 미국 병원에 근무하는 7만 명의 간호사를 대상으로 조사한 결과를 보면 이때에도 유방암에 걸린 간호사가 그렇지 않은 간호사에 비해 소시지, 햄, 베이컨 등의 육가공품과 돼지고기나 소고기 같은 육고기를 많이 먹은 것으로 나타났다. 이 외에도 이와 비슷한 조사는 수백 편이 발표되었다.

국제암연구소(IARC)는 육식과 관련하여 충격적인 발표를 하였다. 소시지, 햄, 베이컨 등의 육가공품을 발암 위험성이 큰 1군 발암물질로 분류한 것이다. 뿐만 아니라 소고기와 돼지고기 등 육고기도 2군 발암물질로 분류하였다. 이것은 전 세계에 충격적인 소식이 아닐 수 없다. 왜냐하면 사람들은 거의 매일 육식을 하면서 살고 있기 때문이다.

그렇다면 IARC는 왜 이런 발표를 하였을까? 육식과 암의 상관관계에 대한 800여 건의 연구 조사를 검토한 결과 소시지, 햄, 베이컨 등의 육가공품과 소고기와 돼지고기 등 육고기가 대장암이나 직장암과 직접적인 연관성이 있다는 사실을 발견했고 이를 바탕으로 위와 같은 발표를 한 것이다.

가공육이 일반 육고기보다 더 나쁜 영향을 주는 이유는 가공육은 저장성을 높이거나 맛을 내기 위해 고기를 훈제하거나 소금에 절이거나 방부제 같은 보존료 등을 넣어 가공하기 때문이다.

현재 우리나라의 식단에서도 소시지, 햄, 베이컨 등의 육가공품과 소고기와 돼지고기 등 육고기가 빠질 수 없게 되었다. 그런데 이런 음식들이 대장암을 유발할 수 있다는 사실을 어떻게 받아들여야 할까? 육고기가 대장암에 영향을 끼치는 이유는 대장이 음식을 소화하는 기관이기 때문이다. 그런데 육식과 육가공품 위주의 식사가 대장암의 원인이 된다는 이야기는 이런 육식이 대장에 부담을 주기 때문이라고 해석할 수 있다. 육식은 왜 대장에 부담을 주는 것일까?

육식은 채식에 비해 소화과정이 훨씬 길다. 즉 오랜 시간 장에 머무르며 소화과정을 거치는 것이다. 음식물의 소화과정에서는 유해물질이 필연적으로 발생할 수밖에 없다. 그런데 육식은 더 오랫동안 장에 머무르며 유해물질을 발생시키기 때문에 육식 위주의 식생활이 장에 무리를 줄 수밖에 없는 것이다.

육식이 채식에 비해 좋은 점은 좋은 단백질을 많이 섭취할 수 있다는 것이다. 하지만 인간의 몸이 하루에 필요한 단백질의 양은 60g 내외에 불과하다. 탄수화물이나 지방의 경우 필요 이상으로 들어오면 그것을 저장하는 방식으로 소화가 진행되지만 단백질은 그렇지 않다. 필요 이상의 단백질은 간에서 요소로 분해한 후 배출하게 된다. 이 때문에 육식을 많이 섭취한 후의 대변이나 소변은 냄새가 심하게 난다. 이 역시 배설기관에 무리를 줄 것이라고 쉽게 예상할 수 있다. 이런 이유로 육식은 장에 무리를 유발함으로써 질병의 발생 비율을 높이는 것이다.

육식에서 또 다른 문제가 되는 것은 동물성 지방의 섭취다. 동물성 지방은 이미 우리 몸속에서 나쁜 콜레스테롤과 중성지방을 만들어 혈관을 막는 주범으로 인식되어 있다.

이런 이야기를 하면 육식은 절대 해서는 안 되는 것으로 생각할 수 있다. 하지만 인간은 잡식동물이기 때문에 육식을 하지 않을 수는 없으며 단백질 섭취를 위해서라도 육식은 해야 한다. 육식이 질병의 원인이 된다는 이야기는 과다한 육식을 했을 때라는 사실에 주목해야 한다. 앞의 육식과 질병과의 관련성 연구들에서 육식을 했음에도 질병에 걸리지 않은 수많은 사람들도 있었다. 단지 육식을 많이 한 사람이 빈번하게 질병에 걸렸던 것이다. IARC의 발표도 이런 차원에서 이루어진 것임을 이해해야 한다.

그렇다면 어떻게 육식을 해야 안전할 수 있을까? 하루 단백질 섭취량을 지키는 것이 중요하다. 한국인영양소섭취기준에 의하면 단백질의 하루 권장량은 자기 몸무게 1kg당 0.8~1g이다. 만약 몸무게가 60kg인 사람이라면 하루에 필요한 단백질 양은 48~60g이 된다.

단백질은 동물성 단백질과 식물성 단백질로 나눌 수 있다. 동물성 단백질 섭취를 위해 육류를 섭취할 때에는 지방이 적은 육류와 생선류를 선택하는 것이 좋다. 식물성 단백질이 풍부한 콩, 두부, 견과류를 즐기는 것도 좋겠다.

이러한 육고기와 가공육의 하루 섭취량에 대해서는 국제암연구소 보고서를 참고할 필요가 있다. 국제암연구소 보고서는 매일 가공육 50g을 먹으면 대장암 위험이 18% 높아진다고 했고 매일 100g의 적색육을 먹으면 대장암 위험이

17% 높아진다고 했다. 아마도 이것은 단지 단백질의 양만 고려한 것은 아니고 동물성 지방과 조리 시 발생하는 발암물질의 문제도 포함시켰기에 나타난 결과로 보여진다. 따라서 매일 붉은 육고기를 먹는 것은 조심하는 것이 좋고 특히 가공육은 가급적 먹지 않는 것이 좋겠으나 불가피한 경우 적은 양을 섭취하는 것이 좋겠다.

3

적색육의 문제라면
닭고기는 괜찮은가?

· · ·

최근 뉴스들에서 적색육이 각종 암의 원인이 될 수 있다는 보도가 이어지고 있다. 또 세계보건기구 산하 국제암연구소의 보고에 의하면 발암 위험물질 2A군으로 분류하여 발표한 것도 적색육이었다. 그런데 왜 적색육만 유독 발암물질로 분류되고 있는 것일까? 혹시 흰색 고기인 닭고기는 괜찮다는 이야기인가?

국제암연구소의 보고에 따르면 붉은 고기를 가공육보다 한 단계 아래인 2A군 발암물질로 분류한 이유는 인간을 대상으로 한 연구결과가 제한돼 있기 때문이라고 했다. 즉 붉은 고기를 발암물질로 분류하긴 했지만 그것은 동물실험에서는 암을 유발하는 근거자료가 있으나, 인간을 대상으로 한 연구에서 확실한 결론을 내기 어려우므로 제한된 연구결과를 바탕으로 한 것이라는 이야기다. 이는 붉은 고기가 100% 암에 영향을 미친다는 이야기는 아니란 뜻을 내포하고 있다.

반면 핫도그, 햄, 베이컨, 살라미, 소시지 등의 가공육은 암에 영향을 준다는 연구결과들이 거의 증명되다시피 속속 발표되고 있다. 미국 암연구소의 나이겔 브록턴 박사는 "가공육은 하루에 15g씩만 섭취하더라도 암 발병 위험이 4% 높아진다"고 발표했고 2011년 연구에서는 가공육을 하루 50g씩 먹으면 직장암 위험이 18% 증가한다는 결과도 있었다. 가공육이 위험한 이유는 각종 화학첨가물들이 들어가기 때문이다.

최근 유독 붉은 육고기가 발암물질인지 그 이유를 밝힌 연구가 있어 관심을 끈다. 다나파버 암연구소는 28만 명의 의료종사자를 대상으로 붉은 육고기와 암의 상관관계에 대한 연구를 진행하였다. 이 중 대장암 환자 900명의 DNA 데이터를 분석한 결과 DNA 염기서열의 변화 및 일부 손상을 발견할 수 있었다. 특이한 점은 이러한 변화 및 손상이 닭고기나 흰 생선살을 먹은 사람들에게서는 나타나지 않는다는 사실이었다. 다나파버 암연구소는 이러한 결과를 바탕으로 붉은 육고기에는 알킬화를 일으키는 화학물질이 들어 있기 때문이라는 사실을 밝혀내었다.

다나파버 암연구소는 이러한 결과가 나왔다고 해서 붉은 육고기를 먹지 않아야 한다고 강조하는 것은 아니라고 했다. 즉 암을 일으킬 만한 수준의 알킬화 손상은 하루 평균 150g 이상의 붉은 육고기를 섭취한 사람들에게서만 나타나기 때문이라는 것이다. 이와 관련하여 국제암연구소도 붉은 육고기를 일주일에 700g 이하, 하루 100g 이하로 제한해야 한다는 발표를 하기도 했다.

그렇다면 흰색의 육고기는 안전한 것일까? 이에 대한 연구가 확인된 것은 없지만 이 역시 동물성 지방의 유해성을 무시할 수 없으므로 많은 양을 먹는 것은 좋지 않다. 흰색의 육고기 역시 단백질의 하루 섭취량을 기준으로 섭취하는 것이 좋겠다.

4

탄수화물 중독의
문제

. . . .

탄수화물 중독이란 말은 거의 보편화된 건강지식으로 사용되고 있다. 하지만 보편적으로 사용되는 말일수록 사실은 그 뜻을 잘 모르고 지나칠 때가 많다. 탄수화물 중독이란 탄수화물이 든 음식을 필요 이상으로 먹으면서도 계속하여 허기를 느끼며 먹고 싶어 하는 증상이다. 이러한 탄수화물 중독이 일어나는 이유는 단순당과 인슐린의 관계에서 원인을 찾을 수 있다.

현대인이 섭취하는 탄수화물은 흰쌀, 흰밀가루, 흰설탕 등과 같이 대부분 정제된 식품이기 때문에 단순당으로 섭취될 가능성이 높다. 이러한 단순당은 소화가 빨라 급하게 포도당으로 전환된다. 혈액에서는 이처럼 급격하게 많아진 포도당을 처리하기 위해 췌장에서 인슐린이 과도하게 분비되기 시작한다. 이로 인해 혈중의 인슐린 농도가 높아지게 되는데 인슐린은 혈중의 당을 조절하는 호르몬으로 급격히 높아진 혈중의 당 농도를 낮추는 역할을 한다. 따라서 인슐린 농도가 높아지면 단것이 당기기 때문에 많은 탄수화물을 충분히 섭취했는데도 계속하여 당을 찾게 되는 것이다. 이것이 탄수화물 중독의 메커니즘이다.

대한암예방학회에서는 인간을 대상으로 한 코호트 연구나 임상 연구를 바탕으로 "대장암을 예방하는 식생활 및 일상생활 건강수칙" 10가지를 제시한 바 있다. 여기서 두 번째로 "밥이나 빵을 먹을 때는 백미 대신 현미나 잡곡밥을 (흰빵 대신 통밀빵) 먹는다. – 당지수가 낮은 탄수화물을 섭취하도록 한다"라고 강조한 바 있다. 여기서의 당지수란 탄수화물 섭취 후 흡수속도를 반영하여 당질의 질을 비교할 수 있도록 수치화한 값인데 당지수가 높은 식품은 탄수화물의 체내 흡수가 빨라 혈당을 급격히 올리고, 2차적으로 대장암의 발생을 증가시킬 수 있어 주의를 요한다.

탄수화물 중독이 장에 문제가 되는 첫 번째 이유는 지나친 과식을 불러오기 때문이다. 끊임없이 음식이 장에 들어오기 때문에 장은 한 시도 쉴 틈이 없어지게 된다. 이 때문에 장은 삐걱거릴 수밖에 없다. 이 상태에서 위산과다와 소화불량 등의 증상이 나타나며 장 관련 질병으로 이어지게 될 것은 불 보듯 뻔하다. 탄수화물에 중독되면 뇌의 신경물질 분비에도 이상을 일으킨다. 이 때문에 나도 모르게 단 것을 섭취하고자 하는 욕구가 더 커지면서 끊임없는 식사의 패턴이 반복된다. 결국 이로 인해 탄수화물에 중독된 사람들은 내장에 지방이 쌓이면서 만병의 원인이라고 할 수 있는 비만으로도 가게 된다. 따라서 자신에게 탄수화물 중독의 증상이 있다면 즉시 교정할 필요가 있다. 그냥 놔두면 장 건강은 물론 고혈압, 당뇨로 가는 지름길이 될 수 있기 때문이다.

다음은 헬스조선에서 제시하는 탄수화물 중독 자가진단법이니 참고하기 바란다.

[탄수화물 중독 진단 테스트]

○ 아침 먹은 날 오히려 배고프다.

○ 단맛 나는 후식을 즐긴다.

○ 스트레스를 받으면 먹고 싶다.

○ 식사 후 졸립고 나른하다.

○ 주 3회 이상 밀가루 음식을 먹는다.

○ 잡곡밥보다는 흰쌀밥이 좋다.

○ 작은 일에도 짜증이 난다.

○ 가족 중에 비만인 사람이 있다.

○ 습관적으로 야식을 먹는다.

○ 배불리 먹어도 금방 배고프다.

8개 이상 : 중독 | **5-7개** : 중독 위험

그렇다고 탄수화물 섭취를 극도로 억제하고 저탄수화물, 고지방 식사와 같이 입증되지 않는 식단은 피하는 것이 좋다. 탄수화물을 먹고 사는 장내세균의 생태계를 교란할 수 있고 탄수화물 섭취를 극도로 제한하는 과정에서 체내

케톤체 합성이 증가되면 근육과 뼈에 나쁜 영향을 유발하기 때문이다. 또한 뇌로 가는 포도당이 줄어들면서 집중력이 떨어지는 부작용도 나타날 수 있다.

최근 보건복지부는 식품의약품안전처, 농림축산식품부와 공동으로 국민 공통 식생활지침을 제정, 발표하였는데 총에너지섭취량중 탄수화물은 55~65%, 단백질은 7~20%, 지질은 15~30%(3세 이상) 섭취하는 것이 바람직하다고 권고하였다. 특히 우리나라의 경우 50세 이상의 중·장년층의 평균 탄수화물 섭취비율은 높고 65세 이상 노인층에서 지질 섭취비율은 낮은 편이어서, 균형잡힌 식사가 더욱 필요한 것으로 보인다.

2016년 대한의사협회 학술대회에서 발간한 '대국민건강선언문'에서도 탄수화물의 섭취는 줄이고, 단백질의 섭취는 늘리는 방향으로 영양섭취비율을 탄수화물 55 : 단백질 20 : 지방 25로 제시한 바 있다.

튀긴 음식의 문제
트랜스지방

. . .

　　　　　　신발도 튀기면 맛있다는 말이 있을 정도로 우리는 튀긴 음식 전성시대를 살고 있다. 뭐 좀 먹으러 나가보면 아주 쉽게 기름에 튀기거나 볶은 음식을 만날 수 있다. 그런데 튀긴 음식이 몸에 안 좋다는 말이 많다. 이것은 사실일까? 이 진실을 파헤치려면 먼저 튀긴 음식의 원료가 되는 식용유(기름)에 대해 알아야 한다.

　　식용 기름은 크게 포화지방, 불포화지방, 트랜스지방 등으로 나눌 수 있다. 불포화지방산은 실온에서 액체 상태로 존재하며 주로 식물성 기름에 많이 들어 있고, 포화지방산은 실온에서 고체 상태로 존재하며 주로 동물성 기름에 많이 들어 있다. 불포화지방산의 보관을 용이하게 하기 위한 목적으로 수소 이

지방산의 분자 구조 비교		
포화지방산	시스형-불포화지방산	트랜스형-불포화지방산
(2개의 수소 원자와 결합한) 두 포화 탄소 원자는 단일 결합을 한다.	(1개의 수소 원자와 결합한) 두 불포화 탄소 원자는 이중 결합을 한다. 시스형(cis)	(1개의 수소 원자와 결합한) 불포화 탄소 원자는 이중 결합을 한다. 트랜스형(trans)

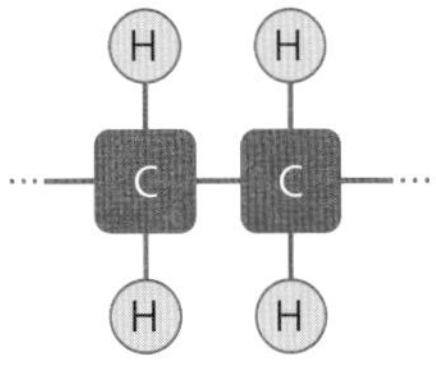

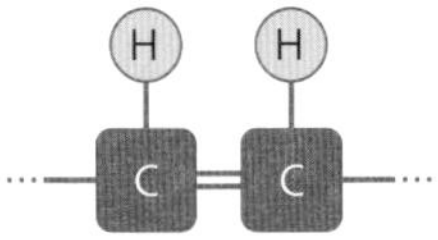

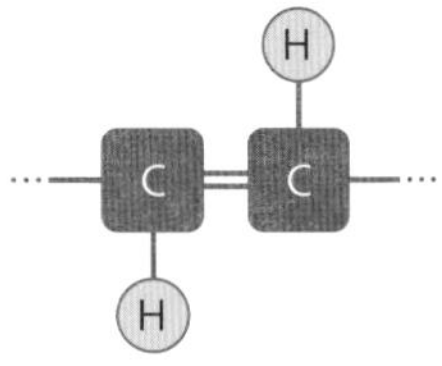

그림 7-1 지방산의 분자 구조에 대한 그림

온을 첨가하여 고체화하는 과정에서 모든 불포화지방산이 포화지방산으로 되지 않고 일부 수소 이온의 결합 위치가 바뀌는 것이 트랜스지방이라 정리할 수 있겠다(그림 7-1).

　　이중 포화지방은 주로 동물성 기름의 주성분으로 우리 몸에 나쁜 콜레스테롤을 만드는 주범으로 알려져 있다. 반면 불포화지방은 주로 식물성 기름의 주성분으로 우리 몸에 좋은 콜레스테롤을 만드는 기름으로 알려져 있다. 트랜스지방은 불포화지방에 수소를 첨가하여 반고체 상태로 만든 기름으로 마가린, 쇼트닝 등이 해당되며 포화지방보다 몸에 더 나쁜 영향을 주는 것으로 알려져 있다. 또한 넓은 의미로 불포화지방의 변질된 상태를 의미한다는 뜻에서 식용유가 높은 온도에서 산패되었을 때에도 트랜스지방(그림 7-2)이라고 표현하기도 한다.

　　우리가 음식을 튀길 때 사용하는 기름은 이 중 식물성 기름인 불포화지방

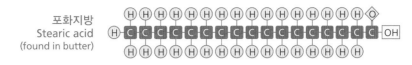

포화지방
Stearic acid
(found in butter)

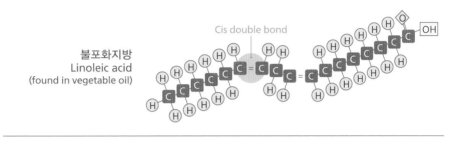

불포화지방
Linoleic acid
(found in vegetable oil)

Cis double bond

트랜스지방
Trans-Linoleic acid
(found in some margarine)

Trans double bond

그림 7-2 스테아르산, 리놀레산 및 트랜스 리놀레산의 분자 구조 비교

에 해당한다. 이러한 식물성 기름을 가열하면 온도가 올라가면서 끓는점에 도달하는데 이때 연기가 나기 때문에 이 온도를 발연점이라고도 한다. 기름에서 연기가 난다는 것은 뭔가 변질이 일어났다는 뜻이며 이를 산패되었다고 표현하기도 한다. 불포화지방의 경우 이러한 산패가 잘 일어나기 때문에 조심해야 한다.

　이처럼 기름이 변질되면 벤조피렌 등과 같은 발암물질이 생성될 수 있는데 이것이 튀긴 음식을 주의해야 하는 첫 번째 이유다. 우리가 사용하는 식용유 중 발연점이 높은 것은 포도씨유, 카놀라유, 콩기름, 현미유, 해바라기씨유, 퓨어(고온 추출) 올리브유 등인데 튀김 요리를 할 때는 가능한 이 기름들을 쓰는 것이 좋다. 한편 식용유 중 발연점이 낮은 것은 엑스트라 버진(압착) 올리브유, 들기름, 참기름 등이며 이런 기름들은 튀김용으로는 적합하지 않으며 무침용 등으로 사용하는 것이 좋다.

또한 식용유 중에는 발연점에 도달하지 않았는데도 공기, 빛 등에 의해 안정성이 떨어지므로 산패되는 기름도 있다. 이 상태에서 조리할 경우 알데히드와 같은 발암물질을 생성할 수 있으므로 조심해야 한다. 들기름은 산화 안정성이 약하며 올리브유, 포도씨유, 카놀라유, 콩기름 등은 산화 안정성에 강한 기름이다. 콩기름, 옥수수유, 카놀라유는 대부분 수입산 농산물로 만들어지는데 이때 유전자 변형식품을 사용했는지 확인하는 것도 중요하다. 유전자 변형식품은 아직 안전성이 입증되지 않았기 때문에 주의를 기울이는 것이 좋다.

기름이 산패되었는지 아닌지 맛, 냄새, 색, 점성 등으로 확인하는 방법이 있다. 먼저 산패가 진행된 기름은 끈적거릴 뿐 아니라 미세한 거품이 나기도 하며 맛도 떨어진다. 그리고 탄 냄새와 비슷한 기름 냄새가 나며 색도 진한 갈색으로 변색되어 간다. 또한 산패된 기름은 낮은 온도에서 일반 기름에 비해 끈적한 느낌의 점성이 생긴 것을 볼 수 있다.

산패된 기름이나 트랜스지방이 몸에 나쁜 영향을 미치는 이유는 먼저 벤조피렌이나 알데히드 같은 발암물질을 발생시키기 때문이다. 하지만 산패된 기름의 폐해는 여기에서 그치지 않는다. 기름이 산패될수록 기름의 분자구조는 더 많이 깨어져 불안정한 상태(라디칼)가 된다. 라디칼의 대표적인 예는 활성산소다. 활성산소는 산소분자의 전자가 쌍을 이루지 못하고 불안정한 상태가 되어 다른 성질을 띄는 모든 종류의 변형된 산소를 의미하며 과산화수소, 수산화라디칼, 초과산이온, 그리고 치아염소산 등을 의미한다. 고농도의 활성산소는 체내에서 지질과산화를 유발하고 세포 구성요소들을 공격하는 독성물질로 작용한다.

이런 불안정한 상태의 기름이 우리 몸속에 들어가면 자신이 안정되기 위해 몸속 세포들을 불안정화 시키는 반응을 일으키게 된다. 이로 인해 일단 산패된 기름은 몸속의 소화기관부터 피해를 줘 염증을 일으키기 시작한다. 이 때문에 튀긴 음식을 많이 먹은 사람들은 몸속 염증 수치가 올라갈 수도 있다. 만약 염증 관련 질병을 앓고 있는 사람이라면 튀긴 음식 때문에 더 큰 피해를 볼 수도 있으니 조심해야 한다. 실제 트랜스지방의 경우 장내세포의 세포막을 파괴하는 것으로도 알려져 있다.

한편 동물성 지방에 많이 들어 있는 포화지방은 불포화지방에 비해 높은 온도에서 산패되는 경우는 적다. 하지만 포화지방이 우리 몸으로 들어오면 간에서 몸에 나쁜 콜레스테롤을 만들어내기 때문에 위험성이 있다. 포화지방은 이 때문에 우리 건강의 주범으로 알려져 있다. 그렇다고 고기를 먹지 않는 것은 어리석은 행동이 될 수 있다. 왜냐하면 포화지방은 우리 몸의 지방층을 이루는 데 기여하는 영양소이기 때문이다.

실제 2014년 영국 케임브리지 대학교와 영국 국가의료연구위원회 공동연구팀에서 발표한 자료에 따르면 요거트와 같은 유제품 속에 있는 포화지방이 당뇨병의 위험을 낮추는 것으로 나타났다는 보고도 있다.

단지 포화지방이 문제가 되는 것은 단백질과 마찬가지로 권장량 이상을 섭취하였을 때다. 식약처가 지정한 포화지방의 하루 섭취 권장량은 15g이다. 내가 먹는 식품의 포화지방 함유량을 살펴서 이 이상 먹지 않으면 큰 문제를 일으키지 않는다.

안타깝게도 2020년 질병관리청에서 발표한 국민 건강영양조사에 따르면 우리나라 사람들의 평균 포화지방 1일 섭취량은 권장량을 뛰어넘는 17.04g인 것으로 나타났다. 포화지방 때문에 건강에 문제가 생기는 이유는 바로 여기에 있다. 더욱이 포화지방을 많이 섭취하였을 경우 내장비만 등의 문제도 나타날 수 있기 때문에 반드시 권장 섭취량을 지키는 식습관이 필요하다.

6

건강한 장을 만드는
올바른 식사법

. . .

지금까지 건강에 좋지 않은 음식물에 대한 이야기를 하였다. 사실 음식과 관련된 많은 연구가 이루어졌지만 이걸 모든 사람들에게 적용할 수 있는가 하는 또 다른 문제에 부딪치게 된다. 왜냐하면 사람마다 체질이 다르고 환경이 다르기 때문이다. 누구는 평생 담배를 피고도 건강하게 잘 산 사람이 있는가 하면 누구는 담배를 피지도 않았는데 덜컥 병에 걸리기도 하는 게 현실이다. 따라서 앞에서 제시했던 몸에 나쁜 음식에 대한 이야기들을 모두에게 일반화하기에는 문제가 있다.

그럼에도 불구하고 건강한 장을 만들기 위한 올바른 식사법은 존재한다. 이것은 소화와 배설에 관한 과학적 방법으로 이루어져 있기 때문에 일반화하는 것도 가능하다. 올바른 식사법은 어떤 음식을, 얼마의 양만큼, 어떻게 먹을 것인가의 세 가지 영역으로 이루어진다.

'어떤 음식'을 먹는가는 지금까지 얻은 지식을 바탕으로 각 개인에게 맞게 판단하여 선택하면 될 것이다. 만약 자신의 건강에 자신 있다면 웬만한 음식은 소화시키는 데 무리가 없으므로 먹어도 상관이 없다고 생각된다. 물론 음식은 맛있게 감사한 마음으로 먹는 것이 좋다. 그리고 아무리 건강한 사람이라도 건강에 나쁘다고 알려진 음식은 피해야 할 것이다. 반면 자신의 건강에 자신이 없는 사람이라면 나쁜 음식은 피하고 좋은 음식을 먹기 위해 노력해야 한다. 특히 소화에 문제가 있다고 판단된다면 소화에 나쁘다고 알려진 음식은 피해야 하며 장 건강에 좋다고 알려진 음식을 먹음으로써 장 건강을 지키기 위해 노력해야 한다. 왜냐하면 장이야말로 내 몸 건강의 중심이기 때문이다. 최근 발표된 기능성 소화불량증에 좋은 음식과 나쁜 음식의 예는 다음과 같다(그림 7-3).

어떤 음식을 먹는가보다 더 중요한 것은 '얼마만큼의 양'을 먹는가이다. 건강상식 중 과학적으로 증명된 몇 안 되는 것 중 하나가 과식이다. 과식은 당연히 장에 무리를 주므로 장 건강에 나쁘다. 따라서 음식을 가리기보다 양을 절제하는 데 더 신경을 써야 한다. 현대인은 칼로리를 따지는데 칼로리보다 자신의 장에 무리를 주지 않는 선에서 적당한 양을 먹는 것이 더 중요하다. 먹고 나서 속에 부담이 되지 않고 기분이 좋다면 장에도 무리가 가지 않는다는 뜻이다. 다른 중요한 사실 중 하나는 연령이 증가할수록 대사량과 소화능력이 감소하기에 60세 이상이 되면 그 전에 비해 열량 섭취를 줄여야 한다. 또한 절대적인 근육 감소를 막

기능성 소화불량증

소화가 잘 되는 음식

▸ **쌀밥**   일반적으로 쌀은 밀가루나 다른 곡류와는 달리 소장에서 완전히 소화 흡수되므로 복부 가스를 적게 생성하며, 음식 알레르기도 적어 위장 장애가 적다.

▸ **생강**   일부 연구에서 위배출을 촉진시켜 소화불량 증상 완화에 도움이 될 수 있다.

▸ **차**   기능성 소화불량증 증상을 완화시킨다는 일부 연구가 있으며 차 성분 중 테오필린(Theophylline)이 위 통증과 연관된 아데노신과 경쟁적 길항제로 작용하는 것이 여러 기전 중 하나로 제시되고 있다.

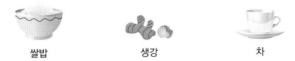

| 쌀밥 | 생강 | 차 |

증상을 악화시킬 수 있는 음식

▸   지방이 많은 음식(튀긴 음식, 소고기나 돼지고기 같은 붉은 고기, 케이크 등)은 일부 환자에서 십이지장의 지방 과민성과 연관되어 주로 포만감 및 복부팽만 증상을 유발하게 된다.

▸   콩류, 양파 등은 일부 연구에서 복부팽만이나 조기 포만감과 연관된 음식으로 일관되게 보고되고 있다.

▸   오렌지, 레몬 등 신 과일이나 후추는 명치쓰림 증상과 연관되어 있다.

▸   기호 식품 중 탄산 음료의 경우 복부팽만과 연관되며 커피, 초콜릿 등은 명치쓰림 증상과 연관된 것으로 보고되고 있다.

　　매운 음식(spicy, chilly food)은 기능성 소화불량증 환자의 명치 통증을 유발할 수 있어 일반적으로 피해야할 음식이지만, 매운 음식의 주성분인 캡사이신을 장기 투여하면 통증과 연관된 C-fiber의 탈감각(Desensitization)을 유도하여 증상 역치를 높이고 증상 완화에 기여할 수도 있다.

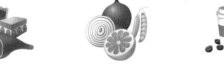

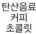

튀긴 음식
케이크
살이 붉은 고기

양파
콩
오렌지
후추

탄산음료
커피
초콜릿

그림 7-3 소화가 잘 되는 음식과 소화가 어려운 음식: 대한소화기기능성질환. 운동학회 발표

기 위해 먹는 내용 또한 신경을 써야 한다.

그렇다면 어느 정도의 양이 적당한 양이 될까? 사람들은 대개 포만감이 들 때까지 먹고 싶어 한다. 하지만 포만감이 들 때까지 먹으면 이미 적당한 양을 넘어선 상태가 되므로 피해야 한다. 만약 약간 모자란 느낌인데 수저를 놓을 수 있다면 장에 무리를 주지 않는 적당한 양을 먹은 것이 될 수 있다. 과식이 몸에 나쁘다는 것이 과학적으로 증명된 건강상식인 것처럼 소식이 몸에 좋다는 것 또한 과학적으로 증명된 건강상식이다. 여기서 소식이란 약간 모자란 느낌이 들 정도의 양까지만 먹는 것을 뜻한다.

얼마만큼의 양을 먹는가에서 또 하나 중요한 것은 식사 양의 항상성을 지키는 것이다. 우리 몸은 생체리듬이 있기 때문에 예측 가능한 습관이 몸의 호르몬, 신경계에 무리를 주지 않기 때문이다. 어제까지 소식했으니 오늘 하루는 과식해도 괜찮겠지, 하는 마음은 금물이라는 것이다.

마지막으로 '어떻게 먹는가' 또한 장 건강을 위해 매우 중요한 식습관이라 할 수 있다. 아무리 몸에 좋은 음식을 적당량 먹었다고 해도 장 건강이 좋지 않은 사람들이 더러 있다. 이런 사람들이 밥 먹는 모습을 관찰해보면 그 이유를 알 수 있게 된다. 그들은 대부분 후다닥 먹어치우는 식습관을 가지고 있는 경우가 많다. 밥을 빨리 먹게 되면 제대로 부서지지 않은 음식이 그대로 위장에 쌓이고 이것은 고스란히 위장의 부담으로 이어지게 된다. 밥을 빨리 먹는 현상은 대부분 식습관으로 잡혀 있기에 장은 매번 이런 수고를 감내해야 하고 결국 기능에 문제를 일으키고야 만다. 따라서 밥을 먹을 때는 천천히 먹는 습관이 들도록 노력해야 한다. 밥을 천천히 먹는다는 것은 입에서 1차 소화를 시킨다는 뜻과 같다. 밥을 먹을 때 입에서는 침이 나오게 되는데 이 침 속에 밥을 분해하는 소화효소가 들어 있다. 그런 점에서 사실 입은 제1위장이라고 할 수 있다. 보통 고형식은 위안에 들어가면 위의 윗부분인 위저부에서 일정 시간 머무르면서 위산과 펩신 등 소화액과 섞인 후 걸쭉한 액체형식으로 변화된 다음 위저부의 수축으로 위체부로 이동한 후 다시 위체부 운동으로 전정부로 이동하는 과정을 거치게 된다. 하지만 입에서 충분히 소화된 음식은 위에 거의 부담을 주지 않는다. 위저부에서 머무르지 않고 곧바로 위체부를 거쳐 전정부로 이동이 가능하기 때문이다. 이렇게 위는 고형식, 유동식에 대한 대응을 달리하면서 위 자신에게 주어진 역할을 충실히 해낼 수 있게 된다.

이것은 소장, 대장은 물론 항문으로까지 이어져 소화기관 전체의 건강을 유지하는 비결이 되기도 한다. 대체로 음식을 천천히 꼭꼭 씹어 먹는 습관을 가진 사람은 장도 건강한 것을 알 수 있는데 그것은 바로 우리 소화기관에 무리를 주지 않고 장 친화적인 행보를 하기 때문이라 할 수 있다.

'어떻게 먹는가'에서 또 하나 중요한 것은 규칙적으로 먹는 것이다. 여기서 규칙적으로 먹는다는 뜻은 세 끼를 먹는 시간이 일정하다는 의미다. 아무리 천천히 먹는 좋은 습관이 있다 하더라도 밥 먹는 시간이 불규칙하면 우리의 장은 당황하게 된다. 왜냐하면 장은 규칙적 생체리듬에 의해 움직이게 되는데 갑자기 음식물이 들어오면 우리 몸 특히 장은 어떻게든 이를 소화시키기 위하여 오작동을 일으킬 수 있기 때문이다. 게다가 간식을 먹는답시고 시도 때도 없이 음식물이 들어오면 장은 부담을 느끼게 된다. 결국 나오지 말아야 할 때 위액이 나오는 등의 부작용이 일어나 장 건강에 문제가 생기기도 한다. 따라서 식사는 천천히 규칙적으로 하는 것이 장 건강에 매우 중요하다.

7

채식 위주의 식단이
장에 좋은 이유

. . .

TV에서 육식주의자와 채식주의자가 건강을 놓고 경쟁하는 모습을 방영한 적이 있었다. 육식주의자들은 채식주의가 잘못되었다며 비판하고 채식주의자들은 육식주의가 잘못되었다며 비판했다. 하지만 인간은 잡식동물이기에 어느 한쪽으로 흐르는 것은 문제가 있다는 생각이다. 그럼에도 불구하고 장 건강만을 생각할 때 채식 위주의 식단이 도움이 되는 것은 확실해 보인다. 2016년 대한암예방학회에서 밝힌 "대장암을 예방하는 식생활 및 일상생활 건강수칙" 10가지 중 세 번째가 "채소, 해조류, 버섯 등을 자주 먹는다. – 짜지 않은 야채를 자주 먹어 섬유소와 비타민, 칼슘 및 기타 무기질을 충분히 섭취하도록 한다"이다. 결국 채식을 강조한 것이다.

육식이 장 건강에 좋지 않은 이유는 긴 소화과정을 거치면서 장에 무리를 주는 점 때문이다. 일반적으로 육식의 단백질과 지방은 탄수화물에 비해 더 많은 소화시간을 필요로 하는 것으로 알려져 있다. 이때 단백질은 질소 성분을 가지고 있기 때문에 분해 과정에서 질소 노폐물을 많이 만들어낸다. 이 질소 노폐물은 주로 암모니아 형태로 몸속을 돌다가 간에서 요소로 변해 콩팥을 거쳐 소변으로 배출된다. 단백질을 과다 섭취할 경우 암모니아와 요소가 많이 발생해 장에 무리를 줄 수 있으며 노폐물을 걸러 주는 기능을 담당하는 신장에도 부담을 줄 수 있다. 이러한 노폐물 요소가 빠르게 배출되지 못하고 혈중에 쌓이게 되면 손가락, 발가락 관절 활액에 더 이상 잘 녹지 못한 요소 결정체가 생기면서 심한 통증을 동반하는 통풍이 발생하기도 한다. 또 지방은 물과 섞이지 않기 때문에 덩어리져서 위에 오래 머무르며 긴 소화시간을 거치게 된다. 이 때문에 육식은 소화시간도 많이 걸리고 장에도 무리를 주게 된다. 우리가 육식을 많이 했을 때 소화에 부담을 느끼는 것도 이와 관련이 있다.

반면 채식 위주의 식사는 육식에 비해 소화하는 데 시간도 덜 걸리고 장에 부담도 덜 주게 된다. 무엇보다 채식 위주의 식사가 장의 소화에 도움을 주는 것은 식이섬유 때문이다. 식이섬유는 야채에 많이 들어 있는 탄수화물의 일종으로 소화효소에 의해 소화되지 않는 특이한 물질로 영국의 데니스 버킷이 처음 식이섬유의 중요성을 알리면서 세상에 등장하였다.

그렇다면 식이섬유는 어떻게 장에 도움을 주는 걸까? 식이섬유는 불용성 식이섬유와 수용성 식이섬유 두 가지로 나뉜다. 이 중 불용성 식이섬유는 물에 녹지 않으나 수분을 흡수하여 자기 부피의 몇 배에서 몇십 배까지 부풀어 오르

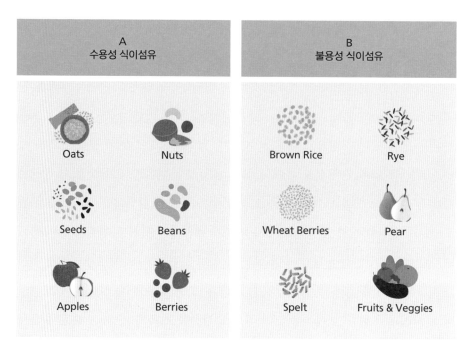

그림 7-4 수용성 식이섬유와 불용성 식이섬유가 많이 들어있는 야채 및 과일

는 성질이 있다. 이것이 장벽을 자극하여 장의 운동을 촉진시키는 작용을 한다. 또 이렇게 불어난 식이섬유가 연동운동에 의해 이동하는 과정에서 장내 유해물질들을 흡착하여 함께 배설하는 작용을 한다. 마치 설거지할 때 수세미로 닦아내면 그릇이 깨끗해지는 것처럼 장내에서 수세미 역할을 하는 것이다. 이것이 식이섬유가 장에 좋은 첫 번째 이유다. 이러한 불용성 식이섬유로는 헤미셀룰로오스, 리그난, 글루칸, 키틴 키토산, 셀룰로오스 등이 있다(그림 7-4B).

한편 물에 녹는 수용성 식이섬유 역시 물에 녹으면 젤리처럼 부풀어 오르며 끈적끈적해진다. 이러한 수용성 식이섬유가 장내에서 하는 역할은 여러 가지다. 먼저 장내 소화효소 중 하나인 담즙산을 흡착하는 성질이 있다. 이 때문에 담즙산의 부족을 알아차린 인체는 담즙산을 재생산하기 위해 간이나 혈액에서 담즙산 생산의 주재료인 나쁜 콜레스테롤을 사용하게 된다. 이 때문에 혈액의 나쁜 콜레스테롤이 줄어들게 된다. 또한 수용성 식이섬유는 소장에 오래 머물면서 당분의 흡수를 방해하여 그 흡수과정이 오래 걸리게 만든다. 이로 인해 당뇨병 등을 예방할 수도 있다. 뿐만 아니라 수용성 식이섬유는 유익균의 먹이가 되므로 장내 유익균의 수를 늘리는 데에도 기여한다. 이처럼 수용성 식이섬유는 장 건강에 도움을 주는데 이러한 수용성 식이섬유로는 펙틴, 구아검, 글루코만난, 후코이단, 알긴산 등이 있다(그림 7-4A).

채소에 대한 오해를 풀자
질산염에 대한 오해

· · ·

장에 채식이 좋다고 했지만 채식 위주의 식단에 반대하는 목소리가 없는 것은 아니다. 육식주의자들의 주장에 의하면 채소에는 스스로를 방어하기 위한 독성물질을 가지고 있다고 말한다. 또한 현대에는 채소를 잘 자라게 하기 위해 질소비료를 과다하게 사용하는데 이 때문에 채소에는 질산염이 많아 위험할 수 있다고 경고하기도 한다. 실제 채소에는 다량의 질산염이 포함되어 있기도 한데 이러한 질산염은 가공육에 가장 많이 들어 있으며 발암물질의 원인으로 알려져 있기도 하다.

하지만 많은 연구에서 육식이 몸에 해롭고 채식이 건강에 이롭다는 결과들이 보고되고 있다. 예를 들어 2010년 발표된 영양조사 결과(곽정실 등)에서는 100세까지 장수한 사람들의 식단이 한국 전통 식사인 세미-채식(Semi-Vegetarian)이었다고 한다. 세미-채식이란 채식 위주의 식단에 육식을 겸하는 것을 말한다. 이 외에도 채식 위주의 식단이 건강에 도움이 되었다는 보고는 수없이 많이 나와 있다. 만약 채소에 독성물질과 질산염이 많다면 어떻게 이런 결과들이 나올 수 있었을까?

채소나 과일이 스스로를 방어하기 위한 독성물질을 가지고 있다는 주장은 사실이다. 그런데 대부분 이러한 독성물질은 껍질이나 씨앗 등에 포함되어 있다. 따라서 독성이 걱정된다면 껍질이나 씨앗을 제거하거나 없는 채소나 과일을 섭취하면 된다. 실제로 보통은 채소나 과일의 껍질과 질긴 씨앗은 먹지 않으므로 걱정할 필요가 없다.

다음으로 질산염의 문제 역시 크게 걱정하지 않아도 될 듯 싶다. 질산염은 가공육에도 들어 있지만 채소에도 들어 있다. 그러나 연구에 의하면 이러한 질산염이 고기에 첨가될 때는 해롭지만 야채에 포함될 때는 해롭지 않다는 결과가 나와 있다. 질산염이 이처럼 고기와 야채에서 다르게 작동하는 이유는 질산염의 반응과정을 통해 이해할 수 있다.

연구에 의하면 체내에서 암을 유발하는 물질은 질산염이 아니라 이 물질이 반응하여 만들어진 NOC(N-니트로소 화합물) 때문인 것으로 밝혀졌다. 질산염은 체내에서 아질산염으로 바뀌게 된다. 이 아질산염 중 아질산나트륨이 아미노산과 반응하여 만들어지는 것이 NOC이며 이 NOC가 암을 유발하는 것으로 나타났다(그림 7-5). 가공육의 경우 NOC가 만들어질 조건이 구비되어 있으나

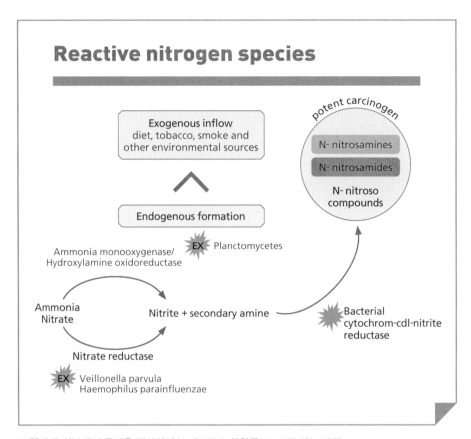

그림 7-5 외부에서 들어온 질산염이 N-니트로소 화합물(NOC)로 되는 과정

야채의 경우 NOC가 만들어질 조건이 형성되어 있지 않다고 한다. 더욱이 야채에는 자체적으로 NOC 억제물질이 분비되기도 한다. 이러한 대표적 물질로 비타민C, 비타민E, 폴리페놀과 같은 다양한 항산화제가 포함된다. 이 때문에 가공육의 아질산염은 발암물질의 원인이 될 수 있으나 야채의 아질산염은 발암물질이 되지 않는다는 것이다. 따라서 야채는 안심하고 먹어도 될 듯 싶다.

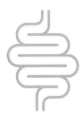

01   뇌와 장은 서로 영향을 미치는
      '뇌장상관' 관계다

02   뇌와 장의 연결주체는 세균 또는 세포

03   세로토닌의 95%는
      뇌가 아니라 장에서 생성된다

04   뇌 없이 장의 지령만으로 반응하는
      독립 신경계

05   장이 건강하면 장의 자율신경도
      건강하게 반응한다

06   자폐와 ADHD, 우울증에도
      영향을 끼치는 장내세균들

8부

장을 왜
제2의 뇌라고 할까?

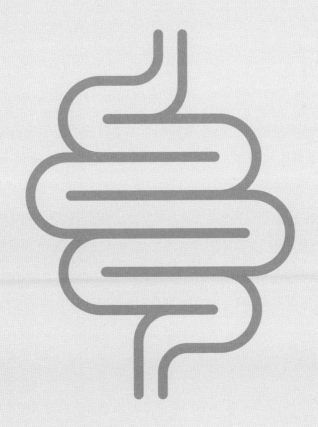

1

뇌와 장은 서로 영향을 미치는 '뇌장상관' 관계다

...

이미 19세기 말부터 제창되었다고 알려진 뇌장상관(腦腸相關)이란 뇌와 장이 서로 밀접한 관계를 가지고 있음을 뜻하는 용어다. 실제로 뇌와 장은 자율신경계, 내분비계, 면역계 등 세 가지 경로를 통하여 서로 영향을 미치며 정보를 전달하고 쌍방향으로 작용하는 일을 진행한다. 예를 들어 뇌장상관 관계에서 스트레스에는 '자율신경'이 크게 관련되어 있다. 스트레스를 받아 '교감신경' 우위가 되면 장은 소화기능이 저하되어 소화불량 등을 일으키게 된다. 반대로 마음이 안정되어 '부교감신경' 우위가 되면 장은 더욱 활발하게 움직이면서 소화가 원활히 이루어진다. 이것은 누구나 해본 경험일 것이다.

이 과정을 자세히 살펴보면 뇌와 장의 상관관계를 더 잘 이해할 수 있다. 처음에 스트레스를 받아 교감신경을 활성화시킨 것은 분명 뇌다. 그런데 내 의지가 지시하지 않았는데도 불구하고 장의 신경은 이것을 알아차려 장의 소화기능을 저하시키는 것으로 반응했다. 장은 왜 이런 선택을 한 것일까? 인간은 스트레스를 받을 때 극도의 에너지를 사용하게 된다. 이 때문에 스트레스를 많이 받은 사람은 체중이 빠지기도 하는 것이다. 그런데 체내의 소화과정에서도 많은 에너지가 소모된다. 만약 인체가 이 두 가지 에너지를 모두 사용할 경우 극도의 에너지가 필요하게 된다. 장은 이를 알고 있기 때문에 스스로 장운동을 저하시켜 에너지를 줄이는 선택을 하게 된 것이다.

문제는 이로 인해 소화불량이나 더부룩함 등의 증상이 나타난다는 데 있다. 이 증상은 다시 뇌로 전달된다. 그리고 불안하고 두려운 마음을 만들어내는데 이것이 다시 스트레스로 작용하여 장의 기능을 더욱 떨어뜨리게 된다. 이 악순환이 되풀이되면서 장의 상태는 더욱 안 좋아지게 된다. 이것이 바로 뇌와 장의 상관관계 때문에 나타나는 대표적 현상이라고 할 수 있다. 과민성장증후군이나 만성 장 질환의 대부분이 이런 뇌와 장의 메커니즘에 의해 악화될 수 있다.

만약 뇌와 장의 상관관계를 이해한다면 이 악순환의 고리에서 벗어나는 방법을 알 수 있다. '닥터U와 함께'란 유튜브로 인기 유튜버가 된 전 서울대학교 의과대학 유태우 교수는 "인간의 뇌에 이런 질병에 대해 부정적으로 반응하여 악순환을 일으키는 고리가 있다"고 주장한다. 이 고리를 긍정적 생각으로 끊어내면 악순환에서 탈출할 수 있다는 것이다. 마찬가지로 장 질환의 증상에 대해서도 불안이나 두려움 등의 부정적 생각으로 반응하여 악순환을 일으킬 것이 아니라 좋아질 수 있다는 긍정적 생각으로 반응하면 뇌의 생각이 장에 전달되어 장 신경도 좋은 쪽으로 반응하여 악순환의 고리에서 벗어날 수 있다는 것이다. 이처럼 뇌와 장은 서로 긴밀한 관계에 있음을 잘 알면 장 건강에 도움을 얻을 수 있다.

하지만 이런 분석적 생각은 교감신경 항진으로 나타나는 소화불량 증상을 느끼는 사람에게는 그 영향을 끼치기 어려운 것이 사실이다. 왜냐하면 이런 분석적 사고를 하고 대비하는 사람은 교감신경의 과잉 자극상태에 이르지도 않을 것이기 때문이다.

뇌와 장의 연결주체는
세균 또는 세포

. . .

　　'장-뇌 연결축'이라는 말이 있는데 이는 장과 뇌 사이에 생체신호를 주고받는 미지의 길이 있음을 뜻한다. 정신과 의사나 뇌과학자의 경우는 '뇌-장 연결축'이라는 단어를 더 좋아하면서 정신적 영역이 먼저고 이후 장이 반응하게 된다고 주장한다. 최근 이 미지의 길을 연결해주는 주체중 하나가 장내미생물이라는 연구결과가 발표되고 있다.

　　미국 일리노이대학교의 연구팀은 장내미생물과 뇌의 상관관계에 대한 연구를 진행하였다. 어린 아이와 비슷한 생후 1개월 된 아기돼지의 장내미생물에 존재하는 신경전달물질과 뇌와 혈액에 존재하는 신경전달물질의 농도를 측정한 결과 연관성이 있음을 밝혀냈다. 연구팀은 이 사실을 통하여 장내세균인 루

미노코쿠스가 신경전달물질인 코르티졸을 이용하여 뇌와 정보를 주고받는다는 사실을 알아냈다.

이러한 연구는 쥐를 대상으로도 이루어져 장내미생물과 뇌의 상관관계가 있음이 밝혀지기도 했다. 하지만 실제 인간을 대상으로 한 실험에서는 다른 결과가 나타나기도 했다. 미국 노스캐롤라이나대학교의 이언 캐럴 연구팀이 건강한 성인 91명을 대상으로 장내미생물과 우울증, 스트레스, 불안감 등의 관계를 비교하는 연구를 진행하였는데 둘 간에 의미 있는 상관관계를 발견할 수 없었다는 결과가 나온 것이다.

한편 미국 샌프란시스코 캘리포니아대학교의 신경과학 연구팀이 《셀》에 낸 논문에서 "세로토닌을 만들어내는 장점막에 분포하는 내분비세포들이 주변 신경세포를 통하여 뇌에 전달하는 메커니즘을 발견하였다"고 하였다. 세로토닌(5-Hydroxytryptamine, 5-HT)은 트립토판에서 생성되는 중추신경계 신경전달물질로서 금세기 초부터 혈청 혈관수축물질(Serum Vasoconstrictor Substance)로 알려져 왔으며 1948년 라포(Rapport)에 의해 화학적으로 규명되었다.

주로 뇌신경계에서 신경전달물질로서의 기능이 연구되어 왔으니 실제 신체 내 분포를 보면 소화관에 95%가 존재하고 나머지 5%가 중추신경계에 존재한다. 소화관에 있는 세로토닌중 90%는 신경이 아닌 내분비세포 즉 엔테로크로마핀 세포(Enterochromaffin Cell, EC cell)에 존재하며 나머지 5%가 내장신경에 존재한다. 즉 이는 장내 내분비세포가 음식이나 장내미생물의 자극을 감지하여 이를 장내 신경세포에 전달하고 장내 신경세포가 뇌에도 전달해줌으로써 이루어지는 메커니즘이다. 이는 장과 뇌의 연결에 장내미생물뿐만 아니라 세로토닌을 매개로 한 장내 특정 세포 수준에서도 일어나고 있음을 알려주기에 의미 있는 연구라 할 수 있다.

과학자들은 왜 장과 뇌 사이에 연결축이 생겼는지 알아내기 위한 연구를 거듭하고 있다. 하지만 아직 이런 연구들은 초기 단계에 있기에 더 연구가 필요한 상황이다.

세로토닌의 95%는
뇌가 아니라 장에서 생성된다

...

일반적으로 행복호르몬으로 알려진 세로토닌은 주로 뇌에서 분비되는 것으로 알고 있다. 왜냐하면 세로토닌이 행복이나 우울 등 인간의 마음에 작용하는 호르몬이기 때문이다. 세로토닌이 부족하면 당장 기분이 가라앉고 자신감이 떨어지며 불안과 걱정이 늘어난다. 심하면 우울증 등과 같은 정신 질환에 걸릴 수도 있다. 그런데 인간의 마음 상태를 조절하는 세로토닌이 장에서도 만들어진다는 정보가 있다. 놀랍게도 세로토닌의 95%는 뇌가 아닌 장내에 존재하며 이의 90%가 장내에 아주 미세하게 분포하는 특정 내분비세포에서 만들어진다는 사실이 알려졌다(그림 8-1). 인간의 마음에 관여하는 세로토닌 호르몬이 왜 뇌가 아니라 장에서 많이 만들어지는 걸까?

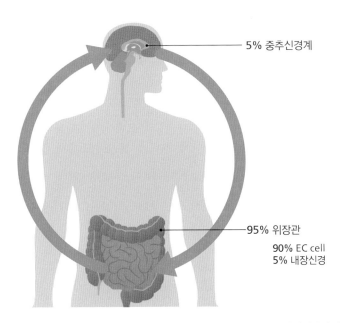

5% 중추신경계

95% 위장관
90% EC cell
5% 내장신경

그림 8-1 세로토닌의 95%가 위장관에서 5%가 뇌신경계에서 생성

우리는 속이 편안하면 마음도 편안해짐을 느낀다. 반면 속이 불편하면 마음도 불편해짐을 느낀다. 스트레스를 받을 때 갑자기 식욕이 증가하기도 하는데 이때 단 것을 먹으면 기분이 좋아지기도 한다. 이 모든 작용이 사실 장에서 분비되는 세로토닌의 작용 때문에 일어난다고 추정되고 있다.

이처럼 마음작용에 관여하는 세로토닌이 장에서 많이 분비된다는 것은 장과 뇌가 어떤 연관성이 있음을 암시적으로 알려준다. 실제 장에는 1억 개 이상의 신경세포가 촘촘히 싸여 있는데 이는 척수보다 더 많은 수치다. 이 때문에 장을 제2의 뇌라고도 한다. 장이 제2의 뇌 역할을 하기에 장에서 세로토닌의 95%가 분비되는지도 모른다.

과민성장증후군 환자는 뇌와 관련된 신경성 증상들을 호소하곤 하는데 어쩌면 장의 세로토닌 호르몬 분비에 문제가 생겨 나타나는 증상들일 수도 있겠다. 그런 면에서 세로토닌 호르몬은 장과 뇌를 연결하는 비밀을 풀 열쇠를 가지고 있는지도 모른다.

장내미생물은 장과 뇌의 연결에 관여하고 있는데 이 장내미생물이 세토로닌의 분비량에도 영향을 미친다는 연구결과도 있다. 2015년 미국 칼텍 연구팀은 장내미생물을 제거한 쥐에서는 세로토닌의 분비가 확 줄었으나 장내미생물을 투입한 쥐에서는 세로토닌 분비가 다시 늘어난다는 사실을 발견하였다. 장내미생물이 세로토닌의 분비에 영향을 주는 메커니즘은 장내미생물의 대사산물이 내분비세포에 작용함으로써 세로토닌 분비를 증가시키는 과정으로 일어나게 된다. 이로써 장내미생물이 장과 뇌의 연결에도 관여할 뿐만 아니라 세로토닌의 분비에도 영향을 준다는 사실이 밝혀지게 된 것이다.

뇌 없이 장의 지령만으로
반응하는 독립 신경계

· · ·

모든 인간의 행동은 뇌신경계의 지령이 있어야 움직이게 설계되어 있다고 알고 있다. 그런데 뇌와 독립적으로 움직이는 인체의 신경계가 있으니 바로 내장신경계(Enteric Nervous System, ENS)다. 유독 장만은 독립적인 신경계를 가지고 장의 생리에 영향을 미치고 있는 것이다. 장은 어떻게 뇌와 독립적으로 신경계를 가지고 있을까? 이에 대해 전문가들은 장이 제2의 뇌이기에 가능한 일이라고 해석하고 있다.

우리 생활에서 신경이란 두 가지 의미로 쓰인다. 첫째는 일상생활에서 '너무 신경이 예민하다' 등의 의미로 쓰일 때의 신경으로 '어떤 자극에 반응하는 마

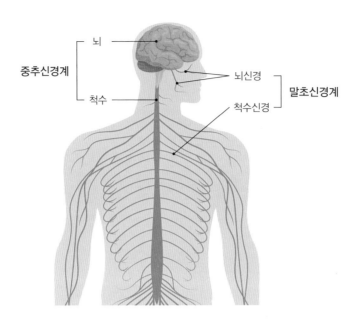

그림 8-2 중추신경계와 말초신경계

음이나 감각의 작용'을 뜻한다. 생물학적으로 신경은 뇌와 교감하며 각종 신호를 뇌에 전달하고 또 뇌의 지시를 몸의 각 부분으로 전달하는 기관이다. 그런데 신경의 한자 뜻이 이채롭다. '신(神)이 지나는(經) 통로'를 신경이라고 표현한 것이다. 그만큼 인체에서 신경은 중요한 기관이라는 뜻으로 이렇게 표현한 게 아닌가 싶다.

　어쨌든 인간의 신경계는 중추신경계와 말초신경계로 나누어진다(그림 8-2). 중추신경계는 말 그대로 중심과 뼈대가 되는 신경계로 뇌와 척수가 이에 해당한다. 말초신경계는 이 중추신경계에서 뻗어 나와 있는 모든 신경계를 뜻한다. 따라서 인체의 각 기관을 이루고 있는 대부분의 신경계는 말초신경계에 해당하며 이들은 중추신경계와 교신하며 반응하게 되어 있다. 그런데 유독 말초신경계 중 하나인 내장신경계만은 중추신경계와는 별도로 독립적으로 반응하도록 되어 있는 것이다.

　그렇다면 내장신경계는 어떻게 독립적으로 존재하는지 그 구조를 조금 더 살펴보자. 말초신경계는 다시 정신과 관련하여 스스로 반응하는 자율신경계와 운동과 관계되어 있는 체성신경계로 나누어진다. 내장신경계는 스스로 반응하므로 자율신경계에 해당한다고 할 수 있다. 신경세포의 단위를 뉴런이라고 하는데 인간의 내장신경계에는 약 5억 개의 뉴런이 있는 것으로 알려져 있다. 이러한 신경세포가 위부터 시작하여 항문까지 연결되어 있는 장의 세포 사이를 둘러싸고 있는 것이다. 5억 개의 뉴런은 뇌신경계의 수에 비하면 0.5%에 불과하지만 척수에 존재하는 신경세포(약 1억 개)에 비하면 다섯 배 정도에 해당하는 큰 수치다.

　내장신경계가 뇌와 상관없이 독립적으로 작동할 수 있는 까닭은 내장신경계 내에 뇌신경처럼 감각을 받아들이고 다시 내보내는 시스템이 갖춰져 있기 때문이다. 즉 내장신경계 내에 있는 감각신경이 장에서 이루어지는 감각을 받아들이고 이것이 다시 운동신경에게 전달되어 내장운동이 일어나게 한다. 그리고 이 둘을 서로 연결하는 연합신경이 존재한다. 이 때문에 뇌의 지시 없이도 스스로 장이 작동하는 것이 가능하다.

　한편 내장신경계의 다른 신경세포들의 작동에 의해 장에서는 아세틸콜린, 도파민, 세로토닌 등 30가지가 넘는 신경전달물질이 분비된다. 이 중 세로토닌은 인체 전체의 95%, 도파민은 50% 가량이 장에서 분비된다고 하니 놀랍다. 이러한 물질들은 인간의 정신에 깊이 관여하는 것들이므로 장을 제2의 뇌라고 하는 이유가 실감날 테다.

그렇다면 이와 같은 내장신경계는 뇌신경계와 어떤 차이가 있을까?

스웨덴의 카롤린스카 의대 연구팀은 신경과학 저널《네이처 뉴로사이언스》에 발표한 논문에서 내장신경계와 뇌신경계에는 차이점이 있다는 연구결과를 발표하였다. 연구팀은 쥐를 대상으로 한 이 연구에서 12가지 종류의 서로 다른 신경세포를 발견하였고 이 신경세포들을 이루고 있는 뉴런들은 뇌신경계와 다른 발달과정을 거치는 것을 확인하였다. 즉 이러한 발달과정에서 장내세균 등 장내미생물의 영향이 매우 크다는 것이다.

태어날때부터 무균쥐의 경우 내장신경계의 발달이 미숙하지만 여기에 대변을 먹인 쥐는 내장신경계가 다시 활발히 돌아가며 항생제로 장내세균을 죽이는 경우 다시 내장신경계의 발달이 멈춘다는 보고들도 있다. 또한 내장신경계가 내장운동을 하는 동안에 면역시스템 및 장내미생물들과 소통하는 것도 발견하였다. 이를 통하여 내장신경계는 우리 몸 전체에 영향을 미치고 다양한 질병에도 관여하는 것으로 추측할 수 있다.

5

장이 건강하면
장의 자율신경도 건강하게 반응한다

• • •

우리는 내장신경계가 뇌처럼 작동하면서 장을 제2의 뇌라고 하는 이유를 알게 되었다. 뇌는 인간의 생각을 지배하는 기관이다. 인간은 뇌를 통하여 생각하고 행동한다. 그런데 여기에서 우리는 정신이 먼저냐, 육체가 먼저냐 하는 문제에 봉착하게 된다. 정신이 먼저라고 주장하는 사람들은 아무리 몸이 안 좋아도 정신작용에 의해 몸이 좋아질 수 있다고 한다. 반면 몸이 먼저라고 주장하는 사람들은 몸이 건강해야 정신도 건강할 수 있다고 한다. 두 의견 모두 타당성이 있어 보이나 이를 신경적 차원에서 보면 어느 정도 답을 얻을 수 있다는 생각이 든다.

신경계는 뇌와 몸을 연결하는 기관이므로 정신과 몸을 연결하는 주체라고도 볼 수 있다. 이는 신경계의 의해 정신과 몸이 서로 연결되어 있음을 뜻한다. 즉 정신과 몸은 어느 하나에 주체가 있다기보다 서로 상호작용하며 소통하는 기관이라고 보는 것이 바람직하다. 이것은 정신에 의해 몸이 반응하기도 하고 몸에 의해 정신이 반응하기도 하는 것으로 증명할 수 있다. 따라서 몸에 이상신호가 왔을 때 정신이 부정적으로 반응하기보다 긍정적으로 반응하면 몸이 더 나빠지는 것을 어느 정도 방지할 수 있다. 반대로 정신에 이상 신호가 왔을 때 몸 역시 부정적으로 반응하기보다 긍정적으로 반응하여 운동도 하고 잘 먹어 건강을 유지하면 정신이 더 나빠지는 것을 어느 정도 방지할 수 있다.

이러한 원리는 장에도 그대로 적용된다. 내장신경계는 뇌와 마찬가지 원리로 작동한다. 정신 상태가 좋지 않으면 내장신경계도 이를 감지하여 장에 좋지 않은 반응들을 일으킨다. 반대로 정신 상태가 좋으면 내장신경계가 이를 감지하여 좋은 반응들을 일으킨다. 따라서 장을 위해서라도 좋은 정신 상태를 만들기 위해 노력해야 한다는 것은 어쩌면 당연한 귀결일 것이다. 장 건강이 좋으면 내 정신 상태도 좋아진다. 반대로 장 건강이 좋지 않으면 내 정신 상태도 나빠지게 된다. 따라서 건강한 정신 상태를 위해서라도 장을 건강한 상태로 만들기 위해 노력해야 한다.

건강한 장의 상태는 내장신경계에도 영향을 미친다. 장이 건강하면 장의 자율신경계 역시 정상적으로 잘 작동하게 된다. 장의 운동을 원활히 잘 할 수 있도록 하고 또 각종 소화효소의 분비도 잘 이루어지게 하여 소화와 흡수는 물론 배설까지 부드럽게 이어지도록 해준다. 뿐만 아니라 각종 인체와 정신작용에 관여하는 신경전달물질들의 분비도 원활히 이루어지게 하여 좋은 몸 상태에서 건강한 정신으로 잘 지내게 해준다. 장 건강 하나가 이토록 여러 방면에서 중요한 역할을 해내고 있는 것이다.

만약 반대의 상황이 벌어질 때 어떤 일이 일어날지 상상해보자. 장 건강이 나빠지면 장의 자율신경계도 삐걱거리게 된다. 장의 자율신경계에 문제가 생기면 장운동은 물론 소화효소의 분비에도 문제를 일으킨다. 이로 인해 각종 소화불량 등의 장 질환이 발생하게 된다. 어디 이뿐인가, 장에서 분비되는 각종 신경전달물질의 분비에도 문제를 일으켜 정신 건강에도 피해를 주게 된다. 따라서 우리는 평소 장 건강을 잘 챙기기 위해 무엇보다 노력해야 한다.

6

자폐와 ADHD, 우울증에도 영향을 끼치는 장내세균들

. . .

　　지금까지 우리는 제2의 뇌와 관련된 내장신경계에 대한 이야기를 하였다. 그런데 이러한 내장신경계와 장내세균이 관련되어 있다는 연구가 도처에서 이루어지고 있다. 미국 시카고대학교 연구팀은 쥐의 대장 내 세균 균형을 깨뜨리는 실험을 했는데 그 결과 쥐는 혼자 있고 싶어 하고 우울 증세를 보였다. 다른 쥐들과 잘 어울리지도 않았고 먹이를 줘도 기뻐하지 않는 반응을 보였던 것이다. 이는 장내 유익균의 감소가 정신에도 영향을 끼칠 수 있음을 나타내는 결과다. 정신에 영향을 끼쳤다는 것은 장내미생물이 내장신경계와도 연결되어 있음을 나타내기도 한다.

　　그렇다면 대장 내 세균의 균형이 깨진 것이 어떤 기전으로 우울증까지 연결되었을까? 장내 유익균이 감소하면 장벽 사이에 틈이 생겨 장누수증후군과 같은 질환이 발생할 수 있다. 이 과정에서 혈액으로 들어온 유기산이나 덜 분해된 단백질 성분들이 혈류를 타고 온 몸을 돌며 문제를 일으킬 수 있다. 뇌와 내장 신경계는 이러한 상태를 즉각 알아차려 이와 관련된 호르몬의 분비를 조절하게 되는데 이로 인해 정신적 변화들이 나타날 수 있었던 것이다. 결론적으로 장내 유익균의 감소가 내장신경계의 반응을 통하여 정신의 변화에도 영향을 줄 수 있다는 것이 사실로도 확인된 것이다.

2003년《대체 의학 리뷰(Alternative Medicine Review)》에 '주의력결핍 과잉행동장애(Attention Deficit Hyperactivity Disorder, ADHD)' 치료제인 정신과 약물 리탈린과 프로바이오틱스의 효과를 비교 연구한 논문이 발표되었다. 연구원들은 ADHD가 있는 아이 각각 10명씩을 상대로 이 실험을 했는데 놀랍게도 리탈린을 처방받은 아이들이나 프로바이오틱스를 처방받은 아이들의 치료 효과는 같은 수준이라는 결과가 나왔다. 이는 무엇을 의미하는가? 정신장애의 하나인 ADHD 역시 장내 유익균과 관계가 있다는 사실을 알려주는 결과다. 물론 이 사이에 내장신경계가 관여되어 있을 것이란 사실을 유추할 수 있다.

《장내세균의 역습》에 장내세균의 불균형이 자폐에도 영향을 준다는 연구결과가 실려 있어 흥미롭다. 자폐증 상태의 쥐를 상대로 장내세균을 조사했더니 장내세균이 교란된 상태로 확인된 것이다. - 장내세균이 만들어내는 독소 중 4-EPS라는 것이 있는데 자폐증 쥐에는 정상 쥐의 무려 80배에 달하는 4-EPS가 들어있는 것이 확인되었다. - 그런데 이 쥐에게 프로바이오틱스를 투여했더니 증상이 나아지는 것이 확인되었다. 이 역시 장내유해균의 작용과 자폐가 관련되어 있음을 입증하는 증거이며 여기에 내장신경계가 관여했음을 시사한다 하겠다.

한편 장내세균이 뇌의 신경전달물질에도 영향을 준다는 연구도 있다. 실험쥐를 상대로 장내세균을 모두 없앴더니 뇌유래신경영양인자인 BDNF(Brain-Derived Neurotrophic Factor)가 분비되지 않는다는 사실이 확인된 것이다. BDNF는 뇌의 해마 근처에 있는 편도체에서 분비되는데 장내세균이 없으면 이 BDNF가 분비되지 않는다는 것이다. BDNF가 없을 경우 감정의 통제에 어려움을 겪어 우울증 등에 걸릴 위험도 있다. 이것은 장내미생물이 뇌의 신경전달물질 분비에도 연관되어 있다는 실험결과인데 이때 내장신경계와 뇌신경계가 서로 교신하므로 이런 일이 이루어졌다는 사실을 알 수 있다.

프랑스 국립보건의료연구소의 연구에 의하면 만성 스트레스에 의해 장내미생물의 균형이 깨질 경우 우울증과 비슷한 행동을 하는 것으로 나타났다. 이러한 결과가 나타나는 원인을 조사한 결과 뇌와 혈액의 칸나비노이드 함량이 줄어든 것이 확인되었다. 칸나비노이드는 몸에서 생성되는 천연 화학물질로 뇌에서 칸나비노이드가 결핍되면 우울증과 비슷한 행동이 나타나게 된다. 이 연구를 통하여 장내미생물은 우울증에도 관여하는 것이 확인되었다.

이러한 장내미생물과 정신 질환의 연관성에 대한 연구를 통하여 우리가 유추해낼 수 있는 것은 내장신경계가 뇌신경계와 상호 연결되어 있다는 사실이다. 사실 이것은 우리 몸이 유기적으로 잘 유지되기 위해서는 너무도 당연한 사

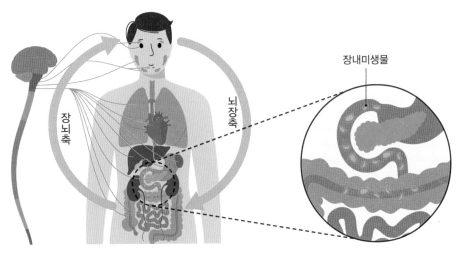

장뇌축

뇌장축

장내미생물

그림 8-3 뇌장축에 장내미생물이 추가되는 개념

항인 것 같기도 하다. 내장신경계는 독립적으로도 행동할 수 있지만 몸 전체의 향상성을 위해 뇌신경계와 긴밀히 소통해야 한다. – 실제 내장신경계는 독립적으로 행동하기도 하지만 미주신경(연수에서 나오는 열 번째의 뇌신경)과 척추앞신경절(척수신경에서 조금 떨어진 신경)을 통해 분포하는 자율신경계에 의존하기도 한다. – 이러한 상호관계를 통해 장내미생물에 생긴 변화를 내장신경계가 감지하여 뇌신경계에 전달함으로써 정신적 변화를 유발하는 것이다. 즉 뇌장축은 뇌신경계와 내장신경계가 밀접하게 연결되어 상호작용을 하는 것으로 이 과정에 장내미생물이 아주 중요하게 관여하는 것이다(그림 8-3). 이 과정에 이상이 초래될 때 우울증과 자폐증 등 뇌 질환과 소화기 질환인 기능성 위장 질환이 발생할 수 있다. 최근 주로 동물 실험에서 나온 결과에 근거하여 장내미생물이 상피세포 기능, 위장관 운동, 내장과감각, 행동의 인지 등에까지 관여한다고 여겨지고 있다.

01   장을 건강하게 만드는 물 마시는 습관

02   장에 좋은 음식과 장에 나쁜 음식 구분하기

03   잘못된 장 건강 상식 오해 풀기

04   바이오리듬에 역행할 때 병난다

05   장 건강을 지키는 올바른 습관

06   기능성 장 질환별 좋은 음식과 나쁜 음식

07   위와 장은 스트레스의 리트머스 시험지다

08   장에 좋은 운동하기
            운동이 건강에 좋은 이유

09   대국민건강선언문 실천하기

9부

장을 건강하게 하는
생활습관 만들기

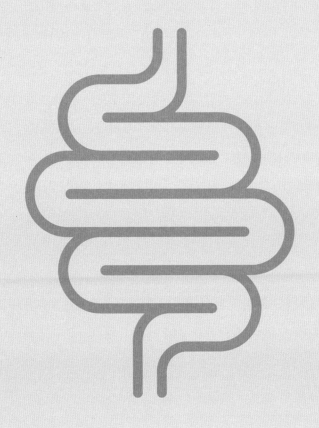

1

장을 건강하게 만드는 물 마시는 습관

. . .

　　일반적으로 사람들은 특별히 목이 마르지 않는 한 따로 물을 마시는 일은 거의 없는 듯하다. 그래도 이들은 건강하게 잘 살아가는 모습을 볼 수 있다. 그런데 물의 중요성을 강조하는 어떤 정보들은 하루에 최소 2ℓ의 물을 마셔야 건강할 수 있다고 주장한다. 2ℓ라면 보통 마트에서 파는 큰 생수병의 분량이다. 과연 이 정도로 많은 양의 물을 마셔야 건강할 수 있는 것일까?

　　한국수자원공사의 정보에 따르면 인간의 몸은 60~70%가 수분으로 이루어져 있다. 우리 몸에 이 정도의 수분이 있을까, 생각되겠지만 뇌의 80% 정도가

물이고 근육의 76% 정도가 물이다. 놀라운 것은 이러한 수분의 8%가 빠져나가면 현기증을 느끼고 20%가 줄어들면 사망에 이를 수도 있다는 사실이다. 그런데 인간의 몸은 끊임없는 대사작용을 통하여 호흡으로, 땀으로, 소변으로, 대변으로 물을 내보내고 있다. 만약 이렇게 내보내기만 한다면 인간은 곧 사망에 이르고 말 것이다. 다행히 인간은 음식을 통하여 또 물을 마시면서 빠져나간 수분을 보충하므로 생명을 이어갈 수 있다.

인체에 수분이 부족하게 되면 당장 체액과 혈액이 끈적끈적해지게 된다. 이들은 영양소를 공급하고 노폐물을 배출하며 무엇보다 면역세포를 운반하는 중요한 기능을 담당한다. 수분 부족은 이러한 기능에 문제를 일으키게 하므로 당장 위험한 상황에 빠질 수 있다. 이 때문에 인체는 체내에 수분이 부족하면 당장 신호를 보낸다. 소변의 색깔이 짙어지고 갈증을 일으킨다. 그럼에도 수분을 보충해주지 않으면 피로감을 느끼게 되는데 이는 수분의 부족으로 신진대사에 문제를 일으켜 생기는 증상이다. 수분 부족 현상이 오래되면 생체항상성에 문제가 발생하여 고혈압 같은 만성 질환이나 암 같은 위험한 질병에 노출될 수도 있다. 실제 암 환자들의 수분 섭취를 조사해 보면 평상시 거의 물을 마시지 않는 것으로 나타나기도 했다.

특별히 수분 부족은 장 건강에 이상을 일으킨다. 우리 몸에는 22가지의 효소가 있는데 이 효소들이 대부분 수분으로 이루어져 있다. 그런데 위, 췌장 소화효소 등 하루에 분비되는 효소의 양이 무려 7ℓ 정도나 되기 때문에 수분이 부족할 경우 이 효소 분비에 문제를 일으키게 된다. 또한 수분 부족은 장내 점액질에도 문제를 일으켜 소화작용을 방해할 수도 있다. 이처럼 수분 부족은 장 건강에 좋지 않으니 반드시 해결해야 한다.

그렇다면 정말 하루에 물을 2ℓ나 마셔야 하는 걸까? 세계보건기구(WHO)도 하루에 약 2ℓ의 수분을 보충해야 한다고 권고하고 있다. 하지만 여기에서 주목해야 할 것은 물이 아니라 수분이라는 사실과 이를 권고하고 있다는 사실이다. 사람은 하루에 약 2ℓ의 수분을 배출하는 것으로 알려져 있다. 따라서 이 정도의 수분은 보충해줘야 한다는 뜻에서 세계보건기구가 하루 2ℓ의 수분 보충을 권고하고 있는 것이다. 이때 수분은 단지 물만을 뜻하는 것이 아니라 음식에 포함된 물까지 모두 포함하여 이르는 말이다. 사람은 음식을 통해서도 하루에 약 1ℓ내외의 수분을 섭취하고 있다. 따라서 우리나라 사람을 기준으로 할 때 하루에 보충해줘야 할 물의 양은 900~1,200㎖라고 한다. 이것은 과학적 계산에 의해 나온 것이므로 보통 이 정도의 물을 마시는 것은 필요하다. 하지만 세계보건기구에서 하루 2ℓ의 수분 보충을 권고하고 있는 것에서 알 수 있듯 하루 수분 배출량은 사람마다 차이가 있기 때문에 이 양을 꼭 지켜야 한다고 강요할 수만은 없다. 그러나 변비가 있는 경우는 수분으로 2ℓ 마실 것을 권유하기도 한다.

반대로 물을 많이 마시면 안 되는 경우도 있는데 심장, 간, 신장 등의 질환을 갖고 있는 사람들이다. 이런 사람들이 물을 많이 마실 경우 각각의 기전에 의해 질환이 더 나빠질 수도 있기 때문이다. 예를 들어 심장 질환의 경우 혈액 펌프질에 문제가 생긴 것인데 물이 많이 들어와 혈액량이 많아지면 오히려 심장 펌프질에 부하를 줘서 심부전 등 심장 질환을 악화시킬 수도 있는 것이다.

한편 장 건강을 위해서는 물 마시는 시간도 중요하다. 물의 효과를 기대하기 위해서는 빈속에 물을 마시는 것이 좋다. 이때 물이 장 전체를 거치면서 청소해주는 효과도 누릴 수 있다. 따라서 물은 기상 식후라든지 식사 후 2~3시간이 지났을 때 마시면 더 좋은 효과를 누릴 수 있다.

마찬가지로 프로바이오틱스를 복용함에 있어 식전이 좋은지 식후가 좋은지에 대한 논란이 많다. 장용성 코팅(Enteric Coating)이 되지 않은 프로바이오틱스 제제라면(위산에 노출될 경우 균이 쉽게 죽기 때문에) 식전이나 식사와 같이 복용하는 것이 프로바이오틱스 생존에 더 유리하고 쥬스나 물보다는 지방성분이 함유된 음식(Oatmeal)이나 우유와 같이 먹는 경우 생존율이 더 높다고 보고하고 있다.

2

장에 좋은 음식과
장에 나쁜 음식 구분하기

· · ·

장은 음식물의 소화와 흡수, 배설을 책임지는 기관이므로 장 건강에 거의 대다수의 영향을 끼치는 것은 결국 음식이라고 봐야 한다. 장 건강이 나빠진 이유는 음식을 잘못 먹었기 때문일 것이고 장 건강이 좋다면 음식을 잘 먹고 있기 때문일 것이다.

그렇다면 장에 좋은 음식과 나쁜 음식이 존재하는 것일까? 지금까지 이야기한 정보를 종합했을 때 분명 장에 나쁜 음식이 존재하는 것은 사실이다. 장에 나쁜 음식이 있다면 장에 좋은 음식도 있을 것이다. 일반인들이 생각하는 장에 좋은 음식과 나쁜 음식을 소개하면 다음과 같다. (자료 ; 건강의료전문미디어 매경헬스의 2022년 전국 거주 만 15세 이상 남녀 독자 1,517명을 대상으로 한 조사결과)

장 건강에 좋다고 생각하는 음식

요거트 57.3% > **김치** 20.5% > **브로콜리** 9.2% > **바나나** 8.7% > **블루베리** 3.6%

기타 : 양배추, 키위, 낫토 등

장 건강에 나쁘다고 생각하는 음식

매운 음식 37.8% > **포화지방이 많은 음식** 36.5% > **짠 음식** 20.6% > **단 음식** 4.7%

하지만 이는 일반인의 설문지를 정리한 것일 뿐 음식은 개개인에 따라 다르게 반응하기 때문에 개인 차 역시 인정하지 않을 수 없다. 사람들은 대개 김치와 된장은 장에 좋다고 생각한다. 물론 김치와 된장에는 유산균이 다량 들어 있기 때문에 장에 좋을 수 있다. 하지만 누구에게는 김치와 된장이 장에 나쁜 영향을 미칠 수도 있다. 예를 들어 염분의 섭취량을 제한해야 하는 사람에게는 김치와 된장이 좋다고 할 수 없는 것이다. 또한 유산균을 먹기 위해 된장을 먹으려 하는데 된장찌개를 해먹을 경우 고온에서 유산균이 다 죽어버리므로 유산균 섭취는 할 수 없게 되는 경우도 있다.

2021년 〈누트리션 리뷰(Nutrition Reviews)〉는 올리브오일이 유해균을 줄이고 유산균을 늘리므로 장 건강에 좋은 음식 중 하나라고 소개했다. 하지만 건강전문가인 크래시 박사는 "올리브오일을 총 칼로리의 30% 이상 먹으면 안 된다"고 권고했다. 그 이유는 올리브유의 효과와 안정성에 대한 연구가 아직 부족하기 때문이라는 것이다.

또 존스홉킨스대학교에서 소화불량, 위경련, 가스, 팽만감, 설사 등의 증세가 소화효소의 부족으로 인해 발생할 수 있으며 이 경우 소화효소 보충제를 통하여 해결할 수 있다는 보고를 했다. 그런데 이에 대해서도 크래시 박사는 "소화효소 보충제가 장을 더 건강하게 한다는 어떤 데이터도 없다"고 잘라 말한다.

이렇게 전문가들 사이에도 일치된 컨센서스가 적고 사람은 제각각 다른 상황을 가지고 있기 때문에 장 건강을 위한 가장 좋은 방법은 자기에게 맞는 음식을 선택하는 것이 될 수밖에 없다. 더불어 섬유질이 풍부한 음식과 김치, 요구르트 등 프로바이오틱스가 풍부한 음식을 많이 먹는 것이 장 건강에 도움이 될 것이다.

한편 만약 과민성장증후군 환자라면 이러한 장 건강 공식이 적용되지 않을 수도 있다. 이를 위해 현재 몇몇 병원에서는 포드맵 식단을 권장하고 있다. 포드맵이란 호주 모나시(Monash)대학교의 연구팀이 장이 약한 사람들을 위해 개발한 식단으로 다음과 같은 뜻을 담고 있다.

Fermentable 발효되기 쉬운

Oligosaccharides 올리고당류

Disaccharides 이당류

Monosaccharides 단당류

And

Polyols 폴리올, 당알코올

이 영어 뜻의 첫 글자를 따서 만든 식단이 '포드맵(FODMAP)'이다. 이들은 탄수화물 중 비교적 작은 크기의 분자로 이루어진 올리고당류, 이당류, 단당류, 폴리올 등으로 구성되어 있다. 이러한 성분 위주로 구성된 음식은 장 내에서 흡수가 잘 되지 않고 장내세균에 의해 발효되므로 가스를 발생시키게 된다. 이렇게 가스가 차면 당연히 대장운동이 저하되고 복통과 설사 등 장 질환으로 이어지게 된다.

이처럼 장내에서 가스를 많이 발생시키는 음식을 포드맵 지수가 높은 음식이라고 하고 반대로 가스를 적게 발생시키는 음식을 포드맵 지수가 낮은 음식이라고 한다. 포드맵 식단의 핵심은 저포드맵 식품을 섭취하여 장 트러블을 개선하고자 함에 있다. 실제 모나시대학교 연구팀은 저포드맵 식이요법을 이용하여 상 트러블 증상이 75% 개선되었다는 연구결과를 발표하기도 했다.

다음은 모나시대학교 연구팀이 개발한 포드맵 식품의 분류다.

고포드맵 식품

프럭토스 (Fructoes)	락토스 (Lactoes)	프룩탄 (Fructans)	갈락탄 (Galactan)	폴리올 (Polyol)
사과 배 수박 액상과당 (사이다, 콜라)	우유, 치즈 아이스크림	생마늘 생양파 양배추 올리고당	콩류	사과, 살구, 체리 자두, 수박 아보카도 버섯 자일리톨, 솔비톨

저포드맵 식품

과일	채소	곡류	유제품	양념 및 조미료
바나나, 포도 블루베리, 키위 라즈베리, 레몬 오렌지, 딸기, 귤	죽순, 당근, 감자 고구마, 토마토 완두콩, 호박 청경채, 샐러리 생강, 상추, 피망 근대, 시금치, 순무	글루텐 프리 제품 밥, 오트밀 귀리, 기장 차전자피 퀴노아 타피오카	유당제거 우유	올리브 오일 소금, 설탕 대체감미료 (메이플 시럽) 허브 (로즈마리, 오레가노, 파슬리, 타임, 바질)

이 식품의 분류를 보면 기존에 우리가 알고 있던 상식과는 조금 달라 의아해 할 수도 있다. 예를 들어 우리가 장에 나쁘다고 알고 있는 소금과 설탕 등이 저포드맵 식품에 분류되어 있는 것은 좀 의아한 부분이기도 하다. 하지만 과민성장증후군 환자에 특화된 식단이고 또 긍정적인 연구결과도 있기에 일단 자신에게 맞는지 며칠간 따라해 보는 것이 필요할 듯하다.

잘못된 장 건강 상식 오해 풀기

. . .

           사람은 하루도 먹지 않으면 살아가기 힘든 존재다. 먹는 것은 우리 삶과 가장 밀접한 관련을 갖고 있다고 해도 과언이 아니다. 이처럼 매일 먹어야 하다 보니 항상 부딪치는 것이 장 건강의 문제다. 어느 날 갑자기 소화가 잘 안 되기도 하고 속이 쓰리기도 한다. 이 때문에 우리 주위에는 장 건강과 관련된 수많은 건강상식이 넘쳐난다. 하루에도 수많은 새로운 연구가 쏟아져 나오고 있으며 우리는 그중에 어떤 것이 진짜인지 분간하기 힘든 정보 과잉 시대를 살아가고 있다. 여기에서는 우리가 알고 있는 장 건강 상식 중 과연 정말 그것이 과학적으로 증명된 것인지 아닌지 알아보는 시간을 갖고자 한다.

사람들은 소화가 잘 안 된다 싶을 때 탄산음료를 마시면 소화가 잘 된다고 생각한다. 콜라 같은 것을 마시면 트림이 나오는데, 이때 뭔가 소화가 되는 듯한 느낌이 들기도 한다. 특히 콜라의 경우 소화제를 만들다가 실패한 작품이라는 이야기도 나돌고 있어 믿음이 가는 부분도 있다. 하지만 이 현상을 과학적으로 들여다보면 문제점이 보인다.

탄산음료는 톡 쏘는 자극적인 맛을 내기 위해 인공적으로 낮은 온도와 높은 압력을 이용하여 이산화탄소를 물에 녹여놓은 상태다. 이것이 위에 들어가면 낮은 온도와 높은 압력의 조건이 풀려 물속에 녹아 있던 이산화탄소가 급격히 빠져나오게 된다. 이것이 트림의 정체다. 우리는 탄산음료를 마실 때 위장 속에 차 있던 가스가 나오는 것이라 생각하지만 트림의 정체는 이산화탄소일 뿐이다. 물론 이산화탄소가 빠져나올 때 위장 속의 가스 일부가 함께 나올 수도 있겠지만 이것으로 막혔던 위가 뚫리지는 않는다.

소화력이 약한 사람들은 밥을 물이나 국에 말아 먹지 말라는 이야기를 흔히 듣는다. 또는 밥 먹은 후에 물을 마시지 말라는 이야기도 상식처럼 되어 있다. 과연 이 말은 맞는 것일까? 이 상식은 매우 과학적인 바탕 위에 이루어져 있다. 우리가 먹은 밥은 위장에서 위산과 소화효소에 의해 분해작용을 거치게 된다. 그런데 물이 많이 들어오면 위산과 소화효소의 농도가 묽어져 소화에 방해를 받을 수 있다. 또 위산의 일부가 물과 함께 그대로 소장까지 내려가 소장의 산도에 나쁜 영향을 끼칠 수도 있다. 무엇보다 밥을 국에 말아먹으면 잘 씹지 않고 넘기게 되므로 소화에 지장을 주게 된다. 이처럼 밥을 국에 말아 먹는 것이 소화에 나쁘다는 이야기는 과학적 논리의 바탕 위에 세워진 이론이다. 하지만 밥을 말아 먹는 습관을 가졌음에도 평생 건강한 장을 유지하며 사는 사람도 많다. 아마도 이런 사람들은 위장에 물이 많이 들어와도 충분히 소화시킬 수 있는 장 건강상태를 가지고 있기 때문일 것이다. 따라서 이 상식은 소화력이 약한 사람들이 새겨들어야 할 이론 정도로 여기면 괜찮을 듯 싶다.

과식을 했거나 가끔 몸에 맞지 않은 음식을 먹었을 때 속이 쓰리는 증상이 나타날 때가 있다. 속쓰림 증상은 심하면 위장이 허는 느낌이 들 정도로 고통스럽기에 사람들은 당장 무언가 해소할 것을 찾게 된다. 이때 나름 부드러워 보이는 우유를 마시면 조금 나을 것 같은 느낌이 들어 우유를 마시는 사람들이 많다. 그리고 우유를 마시면 실제 속쓰림이 조금 낫는 듯한 느낌이 들기도 한다. 과연 속쓰림에 우유는 효과가 있는 것일까? 우유는 약알칼리성 식품으로 처음 마셨을 때는 위산의 산성을 조금 희석시켜 주기에 조금 나은 느낌이 들 수도 있다. 하지만 속쓰림에 우유를 마시는 것은 불난 데 기름 붓는 격이 될 수 있으므로 조심해야 한다. 우유에는 단백질이 들어 있는데 이 단백질이 소화액 분비를 자극하여 위산을 더 많이 분비시키게 한다. 결국 속쓰림이 더욱 심해질 수 있으므로 속쓰림에 우유는 절대 마셔서는 안 된다.

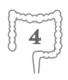

바이오리듬에
역행할 때 병난다

. . .

생체와 관련된 용어 중 바이오리듬이란 것이 있다. 바이오리듬이란 생체의 활동에 따라 나타나는 주기적인 변동성을 뜻한다. 이것은 신체, 감성, 지성 등에서 반복적으로 나타나며 신체적으로는 호흡, 장운동, 심장 박동, 체온, 성주기, 호르몬 분비 등에서 주기적 변동성이 나타나게 된다.

바이오리듬에 대해서는 매우 과학적인 연구가 이루어져 있다. 다음은 과학자들에 의해 밝혀진 신체, 감성, 지성 등에서의 바이오리듬 곡선이다(그림 9-1).

최초의 바이오리듬은 19세기말 빈대학교의 심리학교수 헤르만 스보보다와 독일 의사 빌헬름 플리스 박사에 의해 신체리듬과 감성리듬의 주기가 밝혀졌다. 신체리듬의 경우 23일의 주기를 갖고 반복되는 것으로 연구되었으며 감성리

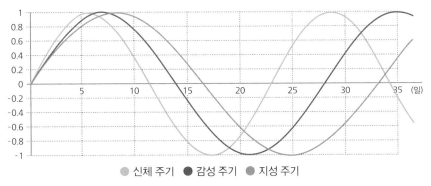

그림 9-1 신체, 감성, 지성 등에서의 바이오리듬 곡선

들은 28일을 주기로 반복되는 것으로 연구되었다. 지성리듬의 경우 20세기 초에 연구되었는데 33일의 수기를 갖고 반복되는 것으로 나타났다. 이러한 바이오리듬은 바이오리듬 곡선에서 보는 바와 같이 파동 곡선 형태로 주기성을 갖게 되는데 처음에 제로 지점에서 출발하여 최고점에 이른 후 하강하기 시작해 최저점에 도달한다. 이후 다시 새로운 에너지를 보충함으로써 서서히 회복되어 다시 치고 올라가면서 제로 지점에 도달하면 한 주기가 끝나게 된다.

　　실제 우리의 삶을 살펴보면 매일 똑같은 에너지로 살아가는 날은 거의 없다. 그것은 이 바이오리듬이 작동하고 있기 때문이다. 바이오리듬이 고조기에 있을 때는 에너지가 넘친다. 하지만 저조기에 들어갈 때 침체하게 된다. 특별히 바이오리듬 전문가들은 저조기에서 고조기로, 고조기에서 저조기로 전환하는 날을 조심하라고 권고한다. 왜냐하면 이때 바이오리듬이 급격히 바뀌므로 심신의 상태가 불안정해질 수 있기 때문이다. 갑자기 감정적, 신체적, 지식적 불안정한 상태가 생겼다면 바이오리듬이 급격히 변하는 날로 예상할 수 있으므로 조심하는 것이 좋다.

이러한 바이오리듬을 활용하면 장 건강에 도움을 얻을 수 있다. 예를 들어 신체적으로 불안정한 상태를 느낀다면 이때는 바이오리듬 상 급전환기라고 볼 수 있다. 이런 날에는 특별히 안정을 취하기 위해 노력해야지 무리해서는 안 된다. 만약 이런 날 무리하면 안 좋은 일이 일어날 수도 있다. 또한 바이오리듬이 고조기에 있을 때는 별 문제 없이 지나가는 시기가 될 것이다. 하지만 저조기에 있을 때는 장 컨디션도 안 좋을 수 있다. - 역으로 장 컨디션을 통하여 내 바이오리듬이 고조기인지 저조기인지 판별할 수도 있다. - 이런 바이오리듬의 패턴을 읽고 있다면 장 건강을 위해 고조기와 저조기의 상황을 잘 이용할 줄 알아야 한다. 저조기에는 분명 장 상태도 안 좋을 수 있다. 이 문제를 해결하기 위해 고조기일 때(장 컨디션에 별 문제가 없을 때) 장 건강을 위해 더욱 힘써야 한다. 이렇게 하여 장 건강에 어느 정도 자신이 붙으면 비록 저조기가 되어도 장 컨디션이 그리 나쁘지 않게 지나갈 수 있다. 그런데 이를 무시하고 고조기 때는 괜찮으니까 다른 때도 괜찮으리라 생각하여 무절제하게 살게 되면 저조기 때 고생을 피할 수 없다. 이것은 마치 개미와 베짱이 우화와 비슷한 경우라고 볼 수 있다.

장 건강을 지키는
올바른 습관

. . .

인간이 바이오리듬에 따라 움직이는 것처럼 장도 바이오리듬에 따라 움직인다. 그런데 이 바이오리듬을 내가 결정할 수 있다. 바로 습관에 의해서다. 사실 지금 나의 행동패턴은 나도 모르게 내가 만든 습관 때문에 이루어지고 있다. 생각습관에 따라 생각하고 행동습관에 따라 행동하고 있다. 마찬가지로 식습관에 따라 나의 장 활동도 이루어지고 있다. 습관은 이처럼 우리의 건강에 결정적인 역할을 하고 있다.

그렇다면 장 건강을 지키기 위한 올바른 습관에는 어떤 것이 있을까? 건강의료전문미디어 매경헬스가 2022년 전국 거주 만 15세 이상 남녀 독자 1,517명을 대상으로 한 조사결과에 의하면 '건강기능식품 섭취'가 장 건강을 지키기 위한 습관 1위로 나타났다. 나머지 순위는 다음과 같다.

건강기능식품 섭취 31.4% > **과식하지 않기** 29.1% >

식습관 관리 17.9% > **금주** 12.9% > **정기적인 검진** 8.3%

한편 장 건강을 망치는 잘못된 습관에 대한 조사도 이루어졌는데 과식이 나쁜 습관 1위로 나타났다. 나머지 순위는 다음과 같다.

과식 26.4% > **운동 부족** 25.4% > **음주** 20% >

잦은 배달 음식 섭취 18.1% > **흡연** 9.4%

이 조사결과를 통하여 우리는 사람들이 갖고 있는 장 건강에 좋은 습관과 나쁜 습관에 대한 인식을 파악할 수 있다. 대체로 사람들이 인식하고 있는 건강지식은 상식 수준의 장 건강지식과 일치한다. 이 조사에 나와 있는 장 건강습관만 잘 지켜도 장 건강은 충분히 지킬 수 있다. 그럼에도 불구하고 장 건강이 잘 지켜지지 않는 것은 좋은 습관은 지키기가 너무 힘들고 안 좋은 습관은 하지 않기가 너무 힘들기 때문이다. 맛있는 음식을 두고 과식하지 않기가 얼마나 어려운가, 또 운동하기는 얼마나 힘든가, 식습관 관리도 보통의 노력으로는 유지하기 힘들다. 그나마 쉽게 할 수 있는 게 건강식품 챙겨먹기다. 문제는 건강식품이 과연 장에 좋은가 하는 과학적 증명이 없다는 것이다. 그래도 이것을 먹으면 건강해지겠지, 하는 일말의 믿음으로 오늘도 열심히 건강식품을 챙겨먹는 사람들이 많다.

습관을 바꾸기 위해서는 현실의 자신을 인식하고 굳은 결심으로 나가는 수밖에 없다. 그러지 않으면 내일부터, 모레부터 하다가 결국 시도하지 못한 채 끝나고 마는 경우가 다반사다. 사람은 누구나 행복하게 살고 싶어 한다. 그런데 행복하려면 반드시 장 건강을 지켜야 한다. 행복 호르몬의 95%가 장에서 나오기 때문이다. 따라서 행복하고 싶다면 당장 오늘부터 장 건강을 지키기 위한 좋은 습관에 도전해보길 바란다. 노력하는 자에게 반드시 보상이 주어지는 게 자연의 섭리다.

6

기능성 장 질환별
좋은 음식과 나쁜 음식

. . .

필자가 과거 6년간의 편집이사, 2년 동안 회장으로 일하기도 했던 대한소화기기능성질환·운동학회에서는 기능성 장 질환의 증상과 음식과의 관련성에 대한 경험을 바탕으로 2015년 장 질환별 좋은 음식과 나쁜 음식에 대한 정보를 제공하였다. 물론 여기에 제시된 음식은 개개인의 차이가 있을 수 있으며 이 음식으로 질환이 치료된다는 임상적 증거는 아직 없는 상태이지만 기능성 장 질환의 경우 음식이 치료법 중 하나로 인식되고 있기에 소개하고자 한다.

먼저 위식도역류질환의 경우 과일로는 사과, 배, 바나나가 비교적 산이 적어 식도 점막에 자극을 줄일 수 있는 음식으로 나타나 있다. 또 육식으로는 껍질을 제외한 닭고기와 생선이 다른 고기에 비해 지방질이 적어 하부식도괄약근을 약화시키지 않으므로 도움이 되는 것으로 나타나 있다. 더불어 저지방 우유와 요거트 등도 증상을 개선하는 데 도움이 된다. 반면 비계가 많이 섞인 고지방의 육류는 지방이 역류를 증가시키고 위산도 더 많이 분비시키기 때문에 좋지 않은 음식으로 분류된다. 과일 중 토마토, 오렌지, 포도, 파인애플 등에 들어있는 구연산이 식도점막을 자극하므로 좋지 않다. 커피, 콜라, 초콜릿 등도 식도의 산도를 높이고 하부식도괄약근을 자극하므로 증상을 악화시킬 수 있다. 담배, 술도 당연히 위산분비를 늘리고 식도 운동을 약화시키기 때문에 좋지 않다.

기능성 소화불량의 경우 쌀밥과 생강, 차 등이 증상을 완화하는 데 도움을 준다. 쌀밥은 다른 곡물에 비해 소장에서 완전히 흡수되는 곡물이다. 따라서 복부 가스를 적게 만들어내고 음식 알레르기도 적어 위를 안정화하는 데 도움을 줄 수 있다. 생강은 소화불량 개선에 도움을 준다는 일부 연구가 나와 있을 정도로 소화불량 증상을 완화시킬 수 있는 음식이다. 차 역시 소화불량 증상을 완화시킨다는 일부 연구가 나와 있는 음식이다. 반면 튀긴 음식이나 붉은 육고기, 케이크 등과 같이 지방질이 많은 음식은 일부 환자에게서 복부팽만 증상을 유발하는 것으로 나타났다. 또 콩류와 양파 등도 일부 연구에서 복부팽만 증상을 일으키는 것으로 보고되어 있다. 오렌지, 레몬 등 신과일이나 후추 등은 명치쓰림 증상과 연관되어 있으므로 조심해야 한다. 탄산음료 역시 복부팽만을 일으키고 커피와 초콜릿은 명치쓰림 증상과 연관된 것으로 보고되고 있다. 한편 매운 음식의 경우 기능성 소화불량증 환자에게 명치 통증을 일으킬 수 있으므로 피해야 하지만 매운 음식 속의 캡사이신을 소량씩 장기간 먹을 경우 오히려 증상완화에 도움을 얻을 수도 있다.

과민성장증후군의 경우 쌀, 귀리 등의 곡물이 대장에서 가스를 만들지 않기 때문에 좋은 음식이 될 수 있다. 과일 중에 딸기, 포도, 블루베리, 바나나와 채소 중에 당근, 샐러리, 호박, 토마토, 감자, 고구마 등이 장내에서 쉽게 발효되는 식이섬유가 적어 대장에서 가스를 만들지 않기 때문에 좋은 음식에 포함된다. 두부와 생선 역시 소장에서 흡수가 잘 되어 대장에서 가스를 만들지 않는 음식이다. 하지만 밀과 메밀은 장내에서 쉽게 발효되므로 가스를 많이 만들어내어 증상을 악화시킬 수 있다. 또 과일 중에 사과, 배, 수박, 멜론과 채소 중에 양배추, 브로콜리, 양파, 아스파라거스 등은 장내에서 쉽게 발효되는 식이섬유가 많아 대장에서 가스를 만들기 때문에 증상을 악화시킬 수 있다. 그 외 우유나 치즈와 같은 유제품, 시럽 등도 장내에서 쉽게 발효되어 가스를 많이 만들어내므로 좋지 않은 음식이 된다.

변비에는 식이섬유가 풍부한 음식들이 도움이 된다. 콩, 호밀, 현미 등의 잡곡류와 고구마, 프룬, 키위, 사과, 배 등의 과일에 이러한 식이섬유가 풍부히 들어 있다. 청국장 등과 같은 발효식품도 변비 개선에 도움을 줄 수 있다. 하지만 감의 탄닌 성분과 바나나의 전분은 변비를 악화시킬 수 있으므로 조심해야 한다. 또 소고기, 돼지고기 등의 육류도 변비에 좋지 않은 음식이다. 초콜릿, 커피 등 카페인이 많은 음식은 장의 탈수를 일으켜 오히려 변비를 일으키므로 조심해야 한다.

7

위와 장은 스트레스의
리트머스 시험지다

· · ·

　　　　　　　　　　　　　　　　복잡하고 바쁜 시간을 살아가는 현대인
에게 스트레스는 피할 수 없는 운명과도 같다. 그런데 과도한 스트레스는 만병
의 근원이 되기에 조심하지 않을 수 없다. 스트레스에 대한 의학적 정의는 '평형
상태에 대한 위협 또는 불협화음'이다. 우리 몸은 평형상태에 대한 위협을 받게
될 때 스스로 생리적이고 행동적인 일련의 반응을 통해 원래의 평형상태를 회복
하기 위해 노력하게 된다. 이 때문에 웬만한 스트레스는 이기고 잘 살아갈 수 있
는 것이다.

　　스트레스는 크게 두 가지로 나뉘는데 위, 소장, 대장의 감염, 점막염증, 출

혈 등에 의해 생기는 내부적인 스트레스가 있고, 정신적인 스트레스와 같은 외부적인 스트레스가 있다. 이러한 스트레스는 사람마다 그 정도가 다르겠지만 소화액의 분비나 운동 및 혈관 내 혈액 분포에 영향을 주기 때문에 소화기 증상에 영향을 준다. 예를 들어 예민한 정도에 따라 다르겠지만 오목가슴 부분이 뭉쳐 소화가 안 되거나 갑자기 배가 아프면서 설사를 하는 증상이 나타날 수 있다. 이러한 스트레스에 의한 증상은 과거에 경험한 적이 있었던 사람들은 불청객처럼 증상이 다시 시작될 수 있고, 이미 앓고 있던 사람들은 증상이 더 악화될 수 있다. 소화기내과 외래에 방문한 사람들에게 언제부터 이런 증상이 시작됐느냐고 질문하면 대개 어떤 사건이나 음식, 술 등과 연관시켜서 답변하는 경우가 많은데 이것은 곧 외부적 스트레스 때문에 나타나는 증상임을 증명하는 것이다.

그렇다면 이러한 외부적 스트레스가 신체적 증상을 일으키는 기전은 무엇일까? 중추신경계 혹은 위장관 내에서 일어나는 여러 가지 변화들은 각각 분리되어 발생하기보다는 서로 긴밀한 영향을 주면서 발생하고 있는 것으로 밝혀지고 있다. 우리가 오랫동안 우리의 감정과 행동을 조절한다고 생각했던 뇌와는 별개로 식도부터 대장까지 이어지는 소화기는 또 하나의 작은 뇌를 형성하여 수많은 신경세포와 호르몬을 통해 자율적인 조절을 할 수 있다. 게다가 이러한 소화기는 필요할 경우 뇌와 대화를 하기도 한다. 즉 뇌-장관축에 의해 중추신경계 내의 감정이나 인지를 담당하는 부위와 위장관 내의 감각, 운동 등을 나타내는 부위 사이에 상호작용을 하는 것이다.

시각, 후각 등의 외부 자극이나 감정, 사고 등과 같은 중추신경계에서 일어나는 변화들은 위장관의 감각, 운동, 염증, 분비 등과 같은 기능에 영향을 줄 수 있다. 또 위장관 내에서 발생하는 여러 가지 자극들도 중추신경계를 통하여 통증을 알아차리게 하면서 기분이나 행동에 영향을 줄 수도 있다. 실제 쥐의 대장 내에서 발생하는 자발적인 수축운동이 뇌의 한 부위를 활성화시키는 것이 실험을 통해 확인되기도 했다. 또 정신적인 각성이나 불안감의 증가가 장운동을 약화시키는 것도 확인되었다. 이것은 뇌-장관축이 서로 긴밀한 상호관계를 통해서 새로 발생한 스트레스를 해소하고 원래 상태로 돌아가기 위한 생리적 자각 증상이라고 할 수 있다. 이는 우리 몸이 이런 반응들을 통해 우리에게 현 상태를 교정해 달라고 SOS를 치고 있는 것이다.

이처럼 우리 몸은 내가 스트레스를 인지하기 전에 먼저 스트레스의 리트머스 시험지처럼 위와 장을 통해 경고하는 시스템을 갖추고 있다. 이때 병원의 처방을 구하는 것이 도움이 될 수도 있겠지만 자신의 내면과 몸 상태를 통찰하여 스트레스를 관리하는 것이 더 나은 방법이 될 수 있다. 대부분의 사람들은 스트레스 해소를 위해 몸에 해로운 담배나 술에 의존하기도 하고 사람들을 만나 감정해소를 하거나 위로 받는 방법에 흔히 의지한다. 물론 이러한 방법으로 스트레스가 어느 정도 풀리기는 하겠지만 근본적인 처방은 되지 못한다. 이보다는 자신의 몸에 대해 면밀히 관찰하고 원하는 것이 무엇인지 신중하게 들어보는 것이 더 중요하다. 관찰을 통한 자료 분석을 통해 나의 행동을 정하는 것이 순서로 보인다. 즉 휴식과 적절한 운동, 조화로운 식사를 하고 금주, 금연을 생활화하는 것이 스트레스 해소를 위한 더 나은 처방이 될 수 있다.

담배와 술이 우리 몸에 해롭다는 것은 우리 모두가 익히 알고 있는 사실이다. 소화기내과 의사로서 위식도역류질환, 소화성궤양, 위암, 과민성장증후군 등의 발생 인자를 살피다보면 감초처럼 꼭 나오는 것이 담배, 술이다. 2016년 세계보건기구가 발표한 암 예방의 10대 원칙에서도 '하루 한두 잔의 소량 음주도 피하기'를 제시하고 있을 정도다. 따라서 정말로 나의 건강을 생각한다면 먼저 나의 몸과 마음이 평안한지, 쌓인 스트레스는 없는지 살피면서 금주, 금연을 결심하는 것이 좋을 듯하다. 이것이 우리 스트레스의 리트머스 시험지 역할을 하는 위와 장을 위해서도 매우 이로울 것이다.

스트레스는 결국 심리적 문제이기에 심리적으로 스트레스를 해소하는 방법도 중요하다. 똑같은 상황이 벌어져도 어떤 사람은 극도로 스트레스를 받는가 하면 어떤 사람은 하나도 스트레스를 받지 않는다. 이러한 결과가 나타나는 이유는 결국 어떤 상황을 받아들이는 내 마음의 태도에 따른 것이라 할 수 있다. 예를 들어 직장 상사가 내 잘못을 지적하여 스트레스를 받는다고 해보자. 만약 이 상황에 대해 배운다는 태도로 임하면 크게 스트레스를 받을 일이 없다. 하지만 이 상황을 불쾌하게 생각한다든지 부끄럽게 생각하면 스트레스를 받게 된다. 더나아가 마음속에 반항적 태도가 일어나 분노까지 일으킨다면 극도의 스트레스에 빠지게 된다.

이처럼 같은 상황에 대해서도 그것을 받아들이는 나의 태도에 따라 스트레스는 각각 다르게 나타난다. 만약 스트레스에 매우 민감한 사람이 있다면 겸손에 초점을 맞춰보라 권하고 싶다. 여기서 겸손은 단지 자신을 낮추는 것이 아니라 나의 자존감도 지키면서 상대를 더욱 존중하는 마음이다. 이런 마음을 갖기 위해서는 상호관계를 맺을 때 먼저 상대의 입장에서 생각하는 습관을 길러야 한다. 저 사람이 저렇게 행동하는 것은 저런 이유 때문이겠구나, 하는 것을 이해하게 되는 순간 상대를 존중하게 된다. 내가 이런 마음가짐을 가질 수 있다면 웬만한 일로는 스트레스를 받지 않게 된다. 스트레스는 만병의 근원이고 그 때문에 내가 고통 받는다고 생각하면 이 정도의 노력은 할 수 있지 않을까? 물론 이것은 내면의 변화를 동반해야 하는 것이므로 하루아침에 이런 태도를 갖기는 힘들 것이다. 따라서 휴식과 적절한 운동, 조화로운 식사 등 자신만의 스트레스 해소법을 실천하면서 이런 내면의 변화도 함께 추구해간다면 어느 순간 스트레스로부터 조금은 자유로워지는 날이 올 것이다.

장에 좋은 운동하기
운동이 건강에 좋은 이유

· · ·

건강을 위해 운동을 해야 한다는 것은 삼척동자도 알 만큼 국민 모두가 알고 있는 건강상식이다. 그런데 운동을 하면 왜 건강에 좋은지 구체적으로 아는 사람은 많지 않다. 어렴풋이 혈액순환에 도움이 되겠지, 지방이 빠지고 근육이 붙겠지, 하는 정도의 생각에 머무는 경우가 대부분이다. 여기에서는 구체적으로 운동이 우리의 건강에 어떻게 좋은 영향을 주는지 알아보는 시간을 갖고자 한다.

먼저, 모두가 알고 있듯 운동을 하면 혈액순환이 좋아진다. 운동은 어떤 원리로 혈액순환에 도움을 주는 걸까? 인체의 혈액순환은 심장에서 대동맥으로

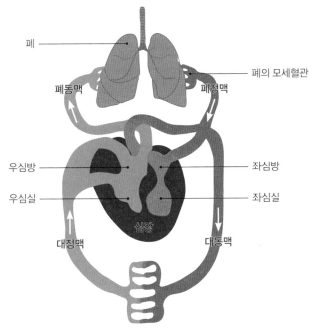

그림 9-2 사람의 혈액순환과 관련있는 기관들

혈액을 뿜어줌으로써 시작된다(그림 9-2). 대동맥은 심장보다 윗부분인 머리 쪽으로 올라가는 상행대동맥과 심장 아랫부분으로 내려가는 하행대동맥으로 나뉘어 온 몸을 돌게 된다. 온 몸을 돌고난 혈액은 다시 대정맥을 통하여 심장으로 돌아오게 되며 심장으로 돌아온 정맥혈은 폐동맥을 통하여 폐로 가서 산소를 공급받고 폐정맥을 통하여 심장으로 돌아와 다시 대동맥을 통하여 뿜어지는 방식으로 온 몸을 순환하게 된다. 이러한 혈액의 순환에서 문제가 되는 것은 심장에서 뿜어져 나온 혈액이 온 몸에 퍼져 있는 모세혈관까지 흘러 들어가는 힘이 과연 심장의 펌프질만으로 가능하겠느냐 하는 데 있다. 또 정맥혈의 경우 중력을 역행하여 다시 심장으로 올라와야 하는데 이 힘은 심장의 펌프질과는 상관이 없으므로 또 어디에서 얻는가 하는 문제도 있다. 학자들의 연구에 의하면 이러한 몸 전체의 혈액순환은 단지 심장의 펌프질만으로 되는 것이 아니라 근육의 수축운동, 특히 뼈와 힘줄에 붙어 있는 골격근의 수축운동이 결정적인 역할을 하는 것으로 조사되었다. 이러한 상태에서 운동을 하게 되면 근육의 수축운동이 더 활발히 일어나기 때문에 혈액순환도 더 원활하게 돌아가게 될 것이다.

또 인체의 각 기관들은 혈액에서 얻는 양분을 이용하여 움직이게 된다. 이때 기관의 크기와 역할에 따라 사용하는 혈액 양이 다른데 근육의 세포들도 혈액을 사용하게 된다. 이러한 상태에서 운동을 하게 되면 근육이 사용하는 혈액 양도 급격히 증가하게 된다. 골격근을 예로 들면 평상시 15~20%의 혈액을 사용하다가 운동을 하게 되면 80~85%로 혈액 사용량이 증가한다. 이 때문에 운동을 하면 혈액의 활성화가 더 빨리 이루어지기 때문에 혈액순환 또한 더 활발히 일어날 수밖에 없다. 반대로 운동부족 상태가 지속되면 근육의 움직임이 부족하게 되므로 혈액순환에도 제동이 걸리게 된다. 결과적으로 인체의 각 기관들이 혈액 공급을 제대로 받지 못하는 상황이 벌어져 각종 증상들이 나타나게 되는 것이다.

운동을 하면 면역력이 더 높아지는 효과도 있다. 이것은 면역력을 담당하고 있는 림프액과 관련이 있다. 사람들은 혈액에 대해서는 잘 알고 관심도 가지지만 혈액만큼 중요한 림프액에 대해서는 관심도 없고 잘 모른다. 하지만 인간의 몸에는 약 3ℓ 정도의 림프액이 돌고 있으며 이 림프액은 세포에서 생기는 모든 노폐물을 제거하고 세균, 바이러스를 물리치는 역할을 하고 있기 때문에 매우 중요하다.

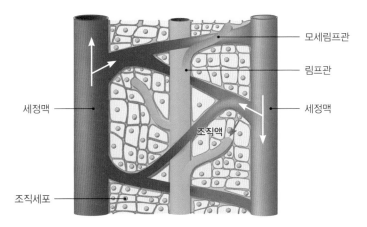

모세림프관

림프관

세정맥

세정맥

조직액

조직세포

그림 9-3 림프관 흐름

림프액은 혈관처럼 림프관을 따라 흐르게 되어 있는데 림프관은 모세혈관이 들어가는 모든 곳에 함께 존재하고 있다. 모세혈관의 혈액은 각 기관의 세포에 쓰이게 되는데 이때 사용하고 남은 노폐물은 다시 정맥혈로 나가는 구조를 갖고 있다. 그런데 모든 노폐물이 빠져나가지 못하고 일부가 남게 되는데 이 남은 노폐물의 뒤처리를 하는 것이 바로 림프액이다. 그런 면에서 림프액은 세포의 청소부라고 할 수 있다.

세포의 청소로 만들어진 림프액에는 노폐물과 바이러스, 백혈구 등으로 가득 차 있으며 이러한 림프액은 림프관을 따라 흘러나오게 된다. 그리고 림프관은 몸의 위쪽으로 올라가 가슴 근처의 림프관에서 대정맥으로 림프액을 돌려보내며 생을 마감하게 된다. 혈액이 심장부터 온 몸을 순환하는 구조를 갖고 있다면 림프액은 각 신체 기관 사이의 공간(Interstitium)에서부터 시작하여 림프관을 통해 온 몸을 타고 올라가다가 정맥(Vein)에서 끝나는 구조를 갖고 있다(그림 9-3). 만약 이 림프액의 순환에 문제가 생기면 면역력이 확 떨어지게 된다.

따라서 혈액의 순환만큼 림프액의 순환도 중요하다. 그렇다면 림프액의 순환은 어떤 힘으로 이루어지는 걸까?

림프액의 순환은 잉여 조직액을 혈류로 되돌리는 단방향의 맥관체계로 혈관을 투과한 체액 성분과 거대분자, 혈액 요소를 다시 혈액 순환체계로 되돌리는 역할을 한다.* 이 림프액 순환에 영향을 주는 것은 림프관 주변 골격근의 수축, 림프관 벽 근육의 수축, 호흡시 나타나는 횡격막의 수축 등인 것으로 밝혀졌다. 따라서 림프액 순환을 원활히 하기 위해 가장 중요한 것은 근육운동과 호흡운동이라고 할 수 있다. 운동을 하면 근육의 수축작용이 활발히 일어나므로 림프액의 순환도 원활히 이루어지게 된다. 이 때문에 운동을 하면 면역력이 높아지는 것이다. 한편 림프액 순환에 중요한 역할을 하는 것이 횡격막의 수축인데 이것은 호흡을 통하여 이루어진다. 그런데 호흡을 할 때 횡격막의 수축이 원활히 이루어지게 하기 위해서는 깊은 호흡을 해야 한다. 이때 갈비뼈가 확장되면서 횡격막의 수축도 원활히 이루어지기 때문이다. 따라서 깊은 호흡을 자주 해주는 것도 림프액 순환에 큰 도움을 줄 수 있다. 이것을 숨쉬기운동이라 하면 이것도 운동이 되는 셈이다.

한편 운동이 장 건강에 도움이 된다는 연구결과들도 있다. 미국의 한 연구에 따르면 하루 20분만 걸어도 건강한 장내미생물이 생성되는 것으로 나타났

---

*   Rutherford's vasculr surgery and endovascular therapy, 10th edition의 chapter 10. Lymphatic pathophysiology

다. 또 다른 연구에서는 비(非)운동, 중강도운동, 고강도운동 등으로 나누어 실험을 진행했는데 고강도로 갈수록 장내미생물 환경이 더 좋아지는 것으로 나타났다. 반면 운동을 하지 않을 경우 유해균이 더 많아지는 것으로 나타나 운동을 하지 않는 것이 건강에 악영향을 미치는 이유를 밝혀내었다. 한편 이 연구에서 흥미로운 것은 운동을 열심히 하여 장내미생물 환경이 좋아지면 이것이 운동에 대한 흥미를 유발시켜 다시 운동을 더 열심히 하게 하는 선순환을 일으킨다는 점이다. 이러한 기전이 나타나는 이유는 운동시 생기는 젖산 때문인 것으로 밝혀졌다. 운동을 하면 근육에 젖산이 쌓이면서 피로가 쌓이게 되는데 이것은 간으로 가서 해독되므로 해소된다. 그런데 운동의 강도가 높아지면 젖산의 양이 많아져 간에서 다 해결하지 못하고 장으로 까지 가게 된다. 그런데 장에서 젖산은 유산균의 먹이가 되므로 장내미생물 환경이 좋아지게 되는 것이다. 이러한 장내 유산균들은 자신들의 먹이를 얻기 위해 다시 운동을 유도하므로 운동의 선순환이 이루어지는 것이다.

이처럼 운동은 장 건강은 물론 우리의 건강에 유익을 주므로 열심히 해야 한다. 한편 운동은 유산소운동이든 근육운동이든 자신에게 맞게 하는 것이 중요하다. 근육량이 부족하다면 근육운동이 더욱 필요하며 보통의 사람은 1주에 150분의 빨리걷기 등의 유산소운동과 주 2회 이상의 근육운동이 권유된다. 이와 같이 운동을 하는 것이 중요하며 이때 무리하지 않는 것 또한 중요하다. 무리한 운동은 오히려 운동을 하지 않는 것보다 건강에 더 해로울 수도 있다. 요즘 유튜브에 운동에 대한 거의 모든 정보가 나와 있으므로 자신에게 가장 적합한 운동을 찾아 무리가 되지 않는 범위 내에서 꾸준히 하는 것이 중요하다.

대국민건강선언문
실천하기

. . .

　　대한의사협회는 2017년 제35차 종합학술대회 개회식에서 국민들의 백세 건강을 위한 10대 수칙을 담은 '대국민건강선언문'을 공식 발표했다. 필자는 대한의사협회 학술이사, 제35차 종합학술대회 사무부총장, 대국민건강선언문 TFT 위원장으로 활동하며 이 책 발간에 깊이 관여했다. 이 십계명은 의학 전문가, 전문학회의 도움을 받아 작성된 귀한 결과다. 여기에 '대국민건강선언문'에 나오는 건강 십계명을 요약해 본다. 이 열 가지에 우리 몸을 건강하게 관리하는 모든 비결이 다 들어 있으며 이 열 가지만 잘 지키면 국민들의 건강은 보장될 수 있다고 생각한다.

1. 금연하기

흡연은 만병의 근원이므로 건강한 삶을 위해 금연은 필수다. 금연을 효과적으로 하기 위해서는 먼저 내 의지를 주변 사람에게 알리는 것이 중요하다. 내 의지도 중요하지만 나의 금연의지를 가능한 널리 알리고 협조를 구하는 것이 금연에 성공할 수 있는 더 좋은 방법이 될 수 있기 때문이다. 한편 금연 상담시간에 비례하여 금연 성공률도 증가한다는 조사결과가 있다. 그런 점에서 5분 이내의 짧은 금연상담도 금연성공률을 높일 수 있다. 만약 니코틴 의존상태까지 간 사람이라면 금연약물 치료를 병행하는 것이 효과적일 수 있다. 금연 후에는 금단증상으로 체중이 증가할 수 있는데 이를 방치하면 또 다른 문제로 이어질 수 있으니 규칙적인 운동과 식이요법을 병행하여 금연에 성공하도록 노력해야 한다.

2. 절주하기

우리나라 사람은 알코올 대사능력이 서양인보다 낮아서 음주에 약한 편이다. 알코올 대사능력이 좋은 사람들도 소주 반 병 이상을 마시면 대부분 알데히드 독성 증상이 나타날 정도다. 또한 술을 마시면 안 되는 사람이 있는데 소주 한 잔 혹은 맥주 한 컵(180 cc)에도 얼굴이 벌게지는 증상이 있다면 유전적으로 알코올 분해 과정이 취약한 사람이므로 조금의 술도 마시면 안 된다. 한 달에 1~3회 술을 마시는 사람이라면 다음과 같은 음주습관을 기르도록 노력해야 한다. 남자는 소주 3~4잔, 맥주 2캔, 와인 2잔을, 여자는 소주 2~3잔, 맥주 1캔, 와인 1잔을 물, 음식과 함께 2~3시간에 걸쳐 천천히 마셔야 새벽과 아침에 덜 힘들고 안전하다. 만약 술을 자주 마시는 사람이라면 위험군에 속하므로 절주 계획을 세워야 한다. 잦은 음주는 암 발생 위험을 높이기 때문이다. 이때에는 금주날

짜나 요일을 정해서 실천하는 방법이 절주에 도움이 될 수 있다.

3. 균형식 하기

균형 잡힌 건강한 식사습관을 갖는 것이 중요한 이유는 편향된 식사습관이 건강위험을 일으키고 만성 질환의 원인이 될 수 있기 때문이다. 우리나라 사람들의 식습관에 의하면 50세 이상 중장년층 이상부터는 탄수화물 섭취비율이 높고 65세 이상에서는 지방 섭취비율이 낮은 편이므로 개선이 필요한 상황이다. 영양소별 식단 구성은 탄수화물은 55~65%, 단백질 10~20%, 지방 15~30% 정도가 가장 바람직하다. 한편 당 섭취를 조절해야 하는데 세계보건기구가 1일 열량의 10%(50g 이내) 섭취를 권고하고 있으나 우리나라는 72.1g을 섭취하고 있는 것으로 나타나 조정이 필요하다. 체중이 급격히 증가하는 경우 당뇨병, 고혈압, 나아가 심혈관 질환, 중풍, 대장·직장암 등이 발생할 수 있으므로 조심해야 한다. 이를 예방하기 위해 젊었을 때부터 과식을 피하고 활동량을 늘려 적정한 체중을 유지하도록 노력해야 한다.

4. 적절한 신체운동하기

규칙적인 운동은 만성 질환의 위험을 낮출 뿐만 아니라 삶의 질을 높이는 데에도 좋은 영향을 준다. 하지만 바쁜 현대인들이 시간을 따로 내어 운동한다는 것은 쉽지 않으므로 일상생활 속에서 운동할 수 있는 방법을 찾아야 한다(그림 9-4). 집안일을 하면서 최대한 몸을 움직이기 위해 노력해야 하며 이동시에도 최대한 많이 걷기 위해 노력해야 한다. 오래 앉아 있어야 하는 경우라면 두 시간에 한 번씩 일어나 움직이는 것을 권장한다. 장시간 앉아 있는 것은 질환의 위험

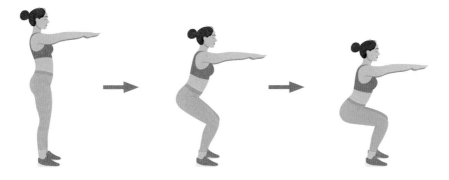

그림 9-4 근력 운동의 예

을 증가시키므로 반드시 지키는 것이 중요하다.

매일 운동하기 힘들다면 주간 기본운동 – 주 150분 이상 빠르게 걷고 2회 이상 근력운동을 하는 것 – 수칙을 지키면 신체적, 정신적 건강에 도움을 얻을 수 있다.

5. 규칙적 수면 취하기

생각보다 잠을 잘 자지 못해 괴로워하는 사람들이 많다. 부족한 수면은 신체적, 정신적 건강을 해칠 수 있기 때문에 반드시 개선해야 한다. 건강한 수면을 위해서는 건강한 수면습관을 만드는 것이 무엇보다 중요하다. 건강한 수면습관을 만들기 위해 첫째로 해야 할 일은 기상시간을 지키는 일이다. 일정한 시간에 일어나면 일정한 수면주기를 유지하게 하므로 숙면에 도움이 되기 때문이다. 또한 낮잠은 30분 이상 자지 않도록 해야 한다. 긴 낮잠 시간이 야간수면에 나쁜 영향을 줄 수 있기 때문이다. 적절한 수면시간은 개인에 따라 다를 수 있으며 연령에 따른 적절한 수면시간은 다음과 같다.

(미국의 국립수면재단 제공 기준)

신생아 (0~3개월) 14~17시간

영아 (4~11개월) 12~15시간

유아 (1~2세) 11~14시간

미취학 아동 (3~5세) 10~13시간

취학 연령 아동 (6~13세) 9~11시간

십대 (14~17세) 8~10시간

젊은 성인 (18~25세) 7~9시간

성인 (26~64세) 7~9시간

고령자 (65세 이상) 7~8시간

낮에 하는 규칙적 운동은 생체리듬을 안정화시켜 주기 때문에 숙면에 도움을 얻을 수 있다. 반면 카페인 섭취나 술, 담배 등은 수면의 질을 저하시키므로 삼가야 한다.

6. 긍정적 사고방식 갖기

인간관계에서 받는 스트레스 또한 질환의 원인이 될 수 있다. 따라서 긍정적 사고방식 갖기는 건강한 인간관계를 만들고 삶의 질을 높일 수 있는 좋은 방안이 될 수 있다. 긍정적 사고방식을 갖기 위해 일상생활 속에서 실천할 수 있는 것으로 '긍정적으로 생각하기', '감사한 마음 표현하기', '원만한 인간관계 만들기' 등이 있을 수 있다. 이를 위한 실천방안으로 '작은 일에도 감사한 마음 갖기'를 들 수 있다. 작은 일에도 감사한 마음을 갖는 사람은 상대적으로 더 행복하며 긍정적인 감정도 더 자주 경험한다는 연구결과가 있다. 또한 남과 비교하지 않는 생각습관을 갖는 것도 긍정적 사고방식을 갖는 데 중요한 역할을 한다. 주변 사람들과 원만하고 좋은 관계를 맺기 위해 노력하는 것도 중요하다. 이런 사람들이 신체적으로도 더 건강할 뿐 아니라 행복도 더 많이 느끼게 된다. 뿐만 아니라 갑자기 닥친 스트레스에 견디는 힘도 더 강하다.

7. 정기적 건강검진과 예방접종 챙기기

그동안 질병을 바라보는 관점은 치료 중심이었다. 하지만 시간이 지나면서 치료보다 예방이 더 중요하다는 사실을 깨닫기 시작했다. 이러한 질병 예방의 대표적 사업으로 등장한 것이 국가건강검진사업 및 국가암검진사업 그리고 국가예방접종사업이다. 이 사업들을 잘 활용한다면 분명 질병 예방 효과를 기대할 수 있을 것이다. 하지만 현실적으로는 기대에 미치지 못하고 있는 실정이다. 더 높은 효과를 얻기 위해서는 스스로 질병 예방의 중요성을 인식하고 국가가 제공하고 있는 국가건강검진사업과 국가암검진사업 그리고 생애주기별로 제공하고 있는 국가영유아검진사업을 비롯하여, 학동기, 노년기의 생애주기별 건강검진사업을 충실히 받는 자세가 필요하다. 또한 검진에서 문제가 나타났을 때에는 추적검사를 충실히 이행하여 문제를 해결하기 위한 노력을 해야 한다. 더불어 필요할 경우 흡연, 음주, 운동부족, 잘못된 식습관, 비만 등의 문제까지 해결하기 위해 힘써야 한다. 한편 감염 질환을 예방하기 위해 국가예방접종사업에도 충실히 따라야 감염으로 인한 질병발생을 예방할 수 있다. 감염 질환의 경우 이

웃에게도 피해를 주는 것이기 때문에 이 부분은 더욱 신경을 써야 질병유행 예방에 기여할 수 있게 될 것이다.

8. 스트레스 관리하기

과도한 스트레스가 신체적, 정신적 질병의 원인이 될 수 있다는 사실은 이제 건강상식이 된 문제다. 따라서 일상생활에서 실천할 수 있는 스트레스 관리법으로 스트레스를 다스리는 것은 너무도 중요한 문제로 다가와 있다. 상황 자체를 바꾸는 것이 불가능하다면 결국 자신의 생각을 긍정적으로 바꿔서 대처할 때 스트레스를 최소한으로 줄일 수 있을 것이다. 또한 스트레스를 피할 수 없다면 복식호흡, 스트레칭, 명상과 같은 방법으로 나만의 스트레스 대처법을 만드는 것이 중요하다. 또한 스트레스는 나도 모르게 쌓일 수 있으므로 내 생활의 활력을 얻기 위해 주 1회 이상 여가 활동을 하는 것도 꼭 필요하다.

9. 미세먼지, 신종 감염에 대해 관심 갖기

대국민건강선언문의 건강 십계명에는 의외로 미세먼지도 포함되어 있다. 최근 미세먼지가 사회적 문제로 떠오른 것과 관련하여 OECD가 2060년에 대기오염으로 인한 사망자 수가 가장 크게 늘어날 나라로 대한민국을 선정한 것도 크게 작용했다. 미세먼지의 피해는 미세먼지 오염의 주발생원인인 교통수단에서부터 시작된다. 교통수단에서 배출되는 물질 중 디젤엔진 배출물질인 DEE는 발암물질, 변이원성물질, 생식독성물질 등을 많이 함유하고 있는 것으로 나타났다. 이와 더불어 미세먼지가 인간의 건강에 끼치는 피해도 막대하다. 따라서 미세먼지 오염의 주발생원인인 교통의 수요를 줄이기 위해 노력해야 하고 미세먼지 주의보나 경보가 뜨면 외출을 자제하는 등의 행동이 필요하다. 최근 코로나19 등 신종감염병이 거의 일상화된 시대를 살고 있는데 감염병 예방수칙을 준수하는 것이 꼭 필요하다. 이를 위해 손위생과 호흡기 예절 등을 철저히 지켜나가는 것이 우리 모두의 건강을 지킬 수 있는 길이 될 것이다.

10. 모바일 기기와 거리두기

마지막으로 과도한 스마트 기기 사용을 줄여야 한다. 스마트 기기를 마지막 주제에 포함시킨 까닭은 스마트폰의 과도한 사용이 과식, 우울과 불안, 수면의 질 저하, 업무 및 대인관계 기능 저하, 안전사고 발생 등의 여러 가지 문제를 나타내기 때문이다. 따라서 식사할 때는 스마트폰 없이 하는 것이 좋고 잠들기 두 시간 전에는 스마트폰 사용을 중단해야 한다. 특히 아기에게 스마트폰은 인지 발달에 부정적인 영향을 끼칠 수 있으므로 제한하는 것이 좋다. 어린이와 청소년이 과도하게 스마트폰을 사용할 경우 거북목, 신체옆굽음증 등 신체발달에 악영향을 줄 수 있으므로 과도한 사용을 피해야 한다.

특히 길에서 스마트폰 사용은 안전사고를 유발할 수 있으므로 조심해야 한다.

참고 자료

* 매경헬스(http://www.mkhealth.co.kr)

* https://www.hidoc.co.kr/healthstory/news/C0000708840 | 하이닥

* 두산백과 / 다음백과 / 위키백과 / 나무위키 등 각종 백과사전

* https://blog.naver.com/bee-topia/222933536146

* https://www.foodsafetykorea.go.kr/portal/board/boardDetail.do?menu_
  no=3811&bbs_no=bbs464&ntctxt_no=1070219&menu_grp=MENU_NEW01

* https://blog.naver.com/queenaqu16/222932436585

* https://blog.naver.com/goto-geun/222913459224

* https://brunch.co.kr/@sw3182/366

* https://blog.naver.com/vldzlekgp/222670278989

* https://blog.naver.com/queenaqu16/222932436585

* https://cafe.daum.net/yoonsangwon/TX6o/624?q=%EB%8B%A8%EB%B0%B1%
  EC%A7%88+%EB%B6%84%ED%95%B4+%EC%A7%88%EC%82%B0%EC%97
  %BC&re=1

* https://blog.naver.com/primakyh1225/222777745772

* http://m.celuvmedia.com/article_amp.php?aid=1653051220423657006

* 자닮 유기농업 '인간의 대장은 바이러스로 가득' 기사

* 조선비즈 '사람 몸 속 세균 39조개… 체세포수와 비슷' 기사

* 국민일보 '남녀 유전자 1% 차이… 특정 성 표준화, 다른 성 생명 위협' 기사

* 중앙일보 2016.03.03. 대장암 4기는 '말기암' 아니다…치료 환자 4명 중 1명이 완치 기사

* 더 사이언스 타임스 '장에 있는 '뇌'는 두뇌와 어떻게 다를까?' 기사

* 서울아산병원 의료자료

* 국립암센터&국가암정보센터 자료

* 식약처 19종 프로바이오틱스 자료

* 질병관리청 '2020 국민건강영양조사'

* 건강의료전문미디어 매경헬스 2022년 조사결과

* 세계보건기구(WHO) 산하 국제암연구소(IARC) 발암물질 자료

* 헬스조선 탄수화물 중독 자가진단법

* 2010년 발표된 영양 조사 결과(곽정실 등)

* 호주 모나시(Monash)대학교 연구팀이 개발한 포드맵 식품의 분류

* 〈대국민건강선언문〉 대한의사협회 2017년

* EBS1 〈명의〉 프로그램

* EBS 〈독소의 습격, 해독혁명〉 '해독, 몸의 복수' 제작팀

* 《2018 건강검진 통계연보》 국민건강보험공단

* 《대체 의학 리뷰(Alternative Medicine Review)》

* 《장내세균의 역습》 에다 아카시

* 《누트리션 리뷰(Nutrition Reviews)》

* 《음식과 기능성 위장관질환》 대한소화기기능성질환·운동학회 2015년판

* 《(몸이 되살아나는) 장 습관》 김남규

* 《아픈 사람의 99%는 장누수다》 강신용

* 《축산식품과학과 산업》 (사)한국축산식품학회 제1 권 제2호, 박태균

* 《소화기 질환에서의 성차의학》 김나영 외

* 《이시형 박사의 면역혁명》 이시형

* 《과민성장증후군》 대한소화기기능성질환·운동학회

제2의뇌! 장 혁명

| 초판 1쇄 발행 | 2023년 06월 20일 |
| 초판 3쇄 발행 | 2024년 06월 07일 |

지은이	김나영
펴낸이	이종문(李從聞)
펴낸곳	국일미디어
등 록	제406-2005-000025호
주 소	경기도 파주시 광인사길 121 파주출판문화정보산업단지(문발동)
사 무 소	서울시 중구 장충단로 8가길 2 (장충동 1가, 2층)

영업부	Tel 02)2237-4523	Fax 02)2237-4524
편집부	Tel 02)2253-5291	Fax 02)2253-5297
평생전화번호	0502-237-9101~3

홈페이지	www.ekugil.com
블 로 그	blog.naver.com/kugilmedia
페이스북	www.facebook.com/kugilmedia
이 메 일	kugil@ekugil.com

| ISBN | 978-89-7425-886-3 (13510) |